曾医生 2
让你早知道

普外科曾医生 著

湖南科学技术出版社　博集天卷

自序

各位朋友大家好，我是普外科曾医生，北京协和医学院博士、三甲医院主治医师，另外还有一个重要的身份——医学科普达人。

这段自我介绍，跟我第一本书中的一样。《曾医生让你早知道》出版短短半年以来，我的工作和生活都没有什么变化，我还是正常上下班，利用业余时间做医学健康科普，在网上回答读者提出的问题。初心未改，我还是希望把自己学到的医学知识以视频、图文的形式传递给更多人，让大家多懂一点健康知识。

第一本书出版后，我得到了更多读者朋友的关注，收到了很多评论和留言，这些我都看了，我非常感谢大家的支持。让我没预料到的是，很多读者朋友把我的书送给了自己的父母或其他长辈，并且他们看得津津有味，说能看懂，这本书改变了他们以往一些错误的健康认知。这让我非常开心，一方面是因为关注我的读者大多是在外地求学的学生和在异乡工作的上班族，他们能想到关心长辈的身体健康，让我很感动；另一方面是因为长辈能看懂，觉得有用，让我觉得自己的科普工作非常有意义。

同时，这也启发了我，让我想到以后做医学科普要注意让主题更加贴近日常生活，要注重实用性，要用更通俗易懂的文字把健康知识讲明白，真正做到让7~99岁的人都能读懂我的书。我会继续努力的。

自第一本书出版后，不断有读者发私信问我什么时候出第二本书，说一本书不够看。我原本计划写一本关于胃肠道养护的科普书，这跟我现在的工作密切相关，但现在我每天除了工作和根据大家当下集中关注的医学问题做科普外，并没有更多的时间用来写作，所以这本书的进度会慢一点，但我会尽量挤时间写，争取早日完稿。与此同时，我收到一些读者的反馈，说第一本书里关于日常生活的健康科普内容篇幅不多，希望多看到一些与各类常见病相关的文章，所以就有了这本《曾医生让你早知道2》。与第一本书相比，这本书的实用性会更强。

俗话说病从口入，很多疾病的出现是跟人们的不良生活和饮食习惯有关的。比如爱喝碳酸饮料，容易引发牙齿方面的疾病；爱吃肉却不知道什么肉应该多吃，可能导致痛风甚至癌症；长期服用阿司匹林，可能导致胃穿孔；年轻人得胃炎，主要是不良生活和饮食习惯造成的……除了正确饮食、健康生活这两个主题外，这本书还包括急救知识以及其他医学常识等内容。这些实用的小知识，看起来很简单，但写作时却要查阅很多资料，这于我也是再次学习的机会。

写作这本书，我主要是想传达一个观念：年轻的时候要爱惜身体，重视健康，别等生病了靠药物或手术来恢复健康，一定要养成健康的生活习惯，从而远离疾病。这本书的大部分内容来源于我之前在网上发布的视频，但在视频的基础上增加了一些资料，结合最新的医学研究进展和观点对内容做了修订，还配了插图。希望这些内容从视频变成书本后，能更易理解，更有趣，让没有医学背景的普通人都能看懂；希望这本书成为一本老少皆宜的科普书。

喜欢我的医学科普视频的朋友，如果想拥有一本能随时翻阅的书，学习靠谱的健康知识，那么这本书可以当作你的枕边读物。大家也可以把这本书送给父母或其他长辈，当作家庭健康读物！

我愿做大家身边的医生朋友，愿大家都身体健康！

普外科曾医生

2022年5月

目录

第一章
正确饮食，吃对少生病

常温牛奶和冷藏牛奶，哪种更好？ / 002

碳酸饮料是怎么毁掉你的牙齿的？ / 004

隔夜冷藏西瓜能不能吃？ / 008

鲍鱼、鱼翅、燕窝、海参，营养价值高吗？ / 011

吃草莓会得流行性出血热？ / 013

不小心吞下的枣核竟把胃肠道扎穿了 / 016

食疗丰胸真的有效果吗？ / 018

吃素的风险你一定要知道 / 020

中国人不适合喝冰水？ / 023

为什么你喝水都胖，别人却怎么吃都不胖？ / 025

改变一下饮食顺序，你就可以变瘦 / 029

只爱吃肉，不吃鸡蛋和牛奶，对身体有影响吗？ / 031

天天吃肉，你却不知道什么肉应该多吃！ / 034

我们每天摄入的蛋白质真的不够吗？ / 038

不吃晚饭可以减肥，还能改善血糖指标？ / 041

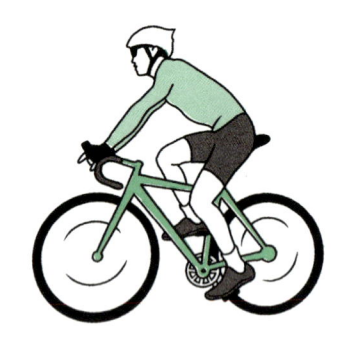

第二章
健康的生活方式

靠晒太阳补充维生素D，你就不怕晒黑吗？ / 046

大油头怎么办？ / 051

女性在生理期不能洗头，不能碰冷水？ / 053

三个关键地方不洗，等于无效洗澡 / 055

上火的时候千万不要亲吻他人，会传染病毒 / 058

把家里的盐换一换，就可以降血压 / 060

电子烟可以用来戒烟吗，有没有危害？ / 067

确认过眼神，蚊子最喜欢你这样的人 / 071

被蚊子咬得全身是包，你会正确处理吗？ / 075

如何快速解决口臭问题？ / 079

打嗝的时候有口臭，是不是因为憋住的屁逆流了？ / 081

你的胃炎都是自己折腾出来的！ / 084

脚气为何反复发作？ / 087

脚臭太让人难受了，应该怎么办？ / 092

内裤总是湿湿的，还有臭味，是怎么回事？ / 094

你知道减掉一斤脂肪，要做多少运动吗？ / 097

每天睡多久合适？ / 099

熬夜以后如何补觉？ / 102

第三章
救命常识早知道

学习正确的心梗急救办法,关键时刻可以救命! / 106

阿司匹林不可胡乱吃,副作用你一定要知道! / 113

高烧三周不就医,这位患者的教训太深刻了! / 116

除了性行为,这些行为也可能让人感染艾滋病 / 119

手指末端肿大是多种疾病的标志 / 121

皮肤上的大痘痘里挤出来的东西那么臭! / 124

被鱼刺卡住了怎么办? / 126

酒后憋尿,膀胱炸了 / 130

吃了三年酵素,肠子都变黑了 / 132

小小的胆囊结石差点要了他的命 / 134

被蜱虫咬伤后,急救处理很关键 / 138

大肠包小肠是种病,不治很危险 / 141

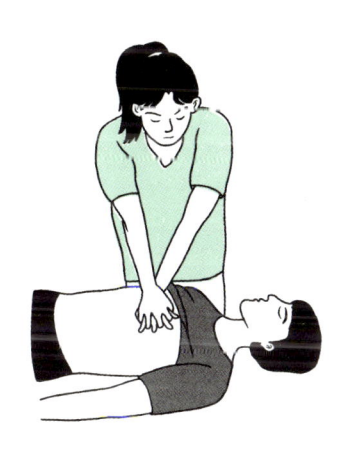

第四章
学习基本的生活保健常识

长白头发怎么办？/ 144

跷二郎腿会影响生育能力吗？/ 148

睡觉时身体突然抽搐一下，是大病的征兆？/ 150

适量饮酒可以疏通血管？/ 153

不小心把鼻涕咽下去了，会不会造成感染？/ 158

老寒腿发作了怎么办？/ 160

崴脚了怎么办？/ 164

危险，千万不要这样催奶！/ 167

产后肚子还是很大？要警惕腹直肌分离！/ 169

胃食管反流怎么办？/ 171

去体检时不要犯这些错误 / 176

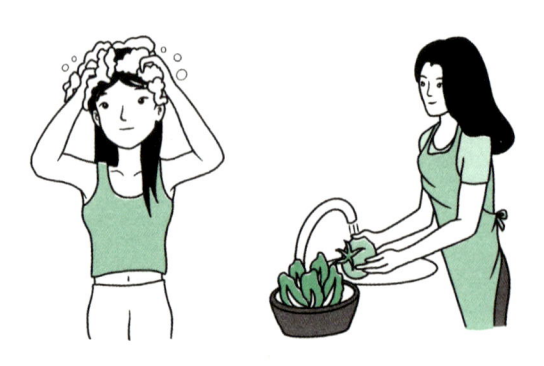

第五章
懂点医学知识，预防常见病

鼻炎反复发作？医生教你一个小妙招 / 180

防治幽门螺杆菌，主要是要防范你最亲近的人 / 183

脱发到底怎么治才有效？ / 189

不到1厘米的尿路结石，让人疼得死去活来 / 196

尿路感染怎么办？ / 201

尿酸高怎么降？需不需要吃药？ / 204

做直肠指诊并不痛苦，不要拒绝这个检查 / 207

切除肠息肉原来这么简单 / 208

屁股上毛太多，一定要注意！ / 211

得了肛周脓肿，术前生不如死，术后怀疑人生！ / 215

拉不出屎来不要硬拉，否则小命可能没了！ / 218

肛裂和脱肛应该怎么治疗？ / 220

做完手术经常肚子疼？很可能是肠粘连 / 223

为何你的痛风反复发作？因为你管不住嘴 / 226

暴雨过后要小心这些疾病 / 228

暴雨过后容易出现感染性腹泻 / 230

第六章
远离癌症

脂肪肝会不会癌变？应该怎样治疗？/ 234
出现这四个症状，表明你的肝脏出问题了！/ 238
想在早期发现肝癌，请记住做这两个检查！/ 241
这样做，脂肪肝和高尿酸血症都好了 / 243
检查一下你的卵巢储备功能，卵巢早衰早知道 / 245
没想到吧？其实男女都应该打宫颈癌疫苗 / 247
儿童易患白血病，父母要警惕！/ 252
长期抽烟，可能同时得两种癌症 / 254
打响"保胃战"，远离胃癌！/ 257
三天不放屁，一查居然是晚期肠癌！/ 260
女性防癌体检应该这样做，准确又省钱 / 262
男性防癌体检这样做 / 268

参考文献 / 271

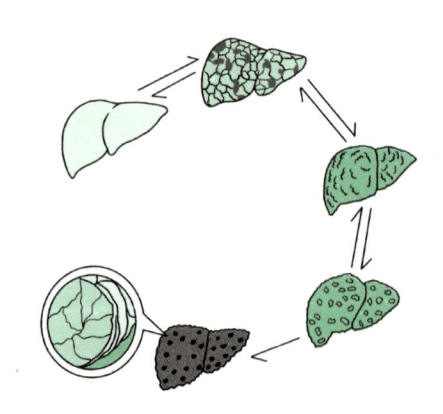

第一章
正确饮食，吃对少生病

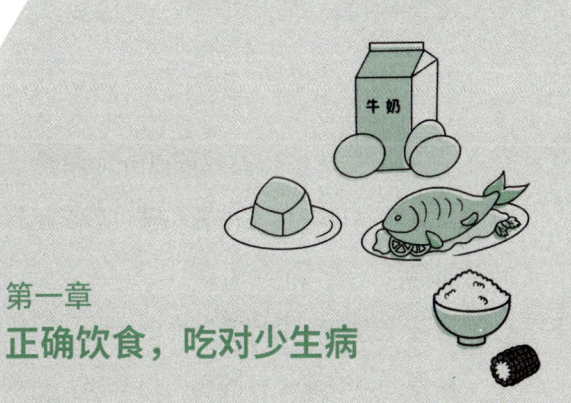

吃是我们每天必不可少的生活主题。吃进去的食物维持着我们人体正常的新陈代谢，为我们进行日常活动提供充足的能量，因此饮食方式会影响我们的身体状态。

吃对了，防病治病，吃错了，病从口入。所以关注健康，首先要密切关注我们的日常饮食。

常温牛奶和冷藏牛奶,哪种更好?

超市里卖的牛奶大致可以分为两种:一种是要冷藏保存的,保质期只有几天;另一种可以常温保存,并且可保存的时间很长,达到半年左右。

那么,这两种牛奶哪一种更好?

首先,要冷藏保存的奶叫保鲜奶,也叫巴氏奶,采用巴氏消毒法,将生奶加热到75~80 ℃,持续15秒。这种方法可以杀灭大部分的细菌,但并不是全部的。而常温牛奶采取的是高温灭菌的方法,把里面的所有细菌都给杀死了,然后再装到无菌的包装里,所以常温牛奶可保存的时间很长,达到半年左右。巴氏奶可保存的时间只有几天。这是它们的第一个差别。

其次,它们的营养价值可能会稍有不同。巴氏奶消毒的温度没有那么高,所以绝大部分的维生素都被保存了。而常温牛奶消毒的温度比较高,那么就有部分维生素损失了。因此，鲜奶喝起来口感会更好一些，而且营养价值会稍微高。但是，整体来说，这两种牛奶的营养价值都很高，差不了太多。

具体买哪一种牛奶就看你自己的选择了。如果你觉得鲜奶的口味更适合你，更好喝，你就买鲜奶，缺点就是你要经常去超市买。如果你没有时间经常去超市，那么可以囤一点常温牛奶，毕竟常温牛奶可以保存的时间比较长。大家根据自己的习惯选择适合自己的牛奶就可以了。

最后，建议大家每天摄入300克以上的牛奶，无论喝哪一种牛奶，一定要多喝，这样才有利于身体健康。

碳酸饮料是怎么毁掉你的牙齿的？

有读者给我发私信，说他很喜欢喝可乐，还很喜欢加冰，体验双倍的快乐，每天当水一样喝。但是最近他发现他的牙齿变黑了，而且吃东西之后感觉牙齿酸酸的。他上网查了查，说是喝太多可乐把牙齿给腐蚀了。他就很疑惑：牙齿不是硬邦邦的吗？怎么可能被可乐腐蚀呢？

我们来看看可乐的成分：水、碳酸、磷酸等。不说太专业的，从字面上看就能知道，可乐的成分里有酸性物质。对于酸，大家都不陌生，下酸雨的时候，树叶就有可能被腐蚀。可乐里的酸也一样，也有一定的腐蚀性。

碳酸饮料里的酸腐蚀牙釉质

可乐里面的酸是怎样腐蚀牙齿的呢？我们的牙齿就像洋葱一样，是一层一层的，最外面白色的是牙釉质层，是我们身体里最坚硬的部分，硬度仅次于钻石。它是牙齿结构中的"老大哥"，保护里面的牙本质和牙髓层"小弟"。但是，即便是最坚硬的牙釉质，也有弱点，那就是不耐酸。可乐的酸就会腐蚀牙釉质，并且牙釉质一坏，可不像我们蹭破一点皮可以自动愈合，它坏了之后会把里面的牙本质暴露出来，就像鸡蛋有了裂缝一样。当你吃一些冷热酸甜的东西时，牙齿就会不舒服，就会出现酸疼的症状。牙齿出现酸疼的症状不仅说明牙釉质层已经被破坏了，还意味着牙齿里面可能已经被腐蚀了，距离牙髓坏死可能不远了。

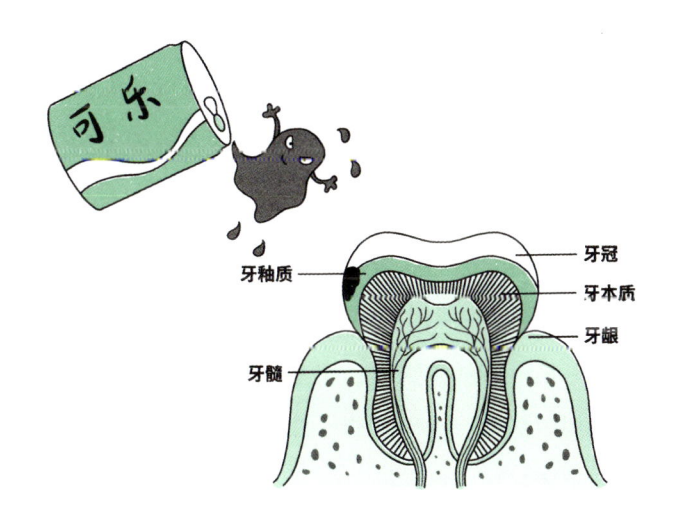

糖加速腐蚀牙齿

可乐里面还有一种加速腐蚀牙齿的成分，那就是糖。与其说你爱喝可乐，还不如说你爱喝里面的糖。不过，不仅仅是你喜欢糖，你牙齿里面的细菌也喜欢糖。牙菌吃了糖，堆在一起形成牙菌斑，也就是牙齿上黄色的东西（用手抠能够抠下来），牙菌斑钙化之后形成牙结石。

牙结石的危害很大。首先，牙结石会引起牙龈炎。牙结石质地坚硬，附在牙面上，会对牙龈产生刺激，造成牙龈红肿、出血。其次，牙结石还会引起牙周炎。牙结石持续对牙槽骨进行刺激，引起炎症，就会导致牙齿松动。再者，牙结石还容易导致口腔异味，即口臭。那个口臭真的太臭了，偏偏你自己可能还闻不到，一跟别人说话就会臭别人。最后，牙结石影响美观，你一笑就露出黄黄的牙结石。有的人可能还没有对象，就先有了牙结石。

说完牙结石，继续说牙菌。牙菌吃饱之后就有"三急"，会"排泄"出一些酸性物质，加速腐蚀牙齿，杀灭牙神经，令牙齿变黑，坏死，慢慢脱落。日常的牙龈出血、牙疼、牙齿变黑都可能是牙齿将坏死的信号。

所以，喝可乐会让牙齿受到酸和糖的双重打击，最好不要喝这些"肥宅快乐水"。如果你一定要喝，就一定要少喝，而且喝完之后要马上漱口，尽可能地减少这些酸性物质在口腔里残留的时间。漱完口之后，过一会儿再刷牙，不要马上刷牙。因为刚刚喝完可乐之后，你的口腔里是酸性环境，这些酸对你的牙釉质会有一定的损害，这时候刷牙会加速损伤你的牙釉质。

隔夜冷藏西瓜能不能吃？

隔夜冷藏的西瓜到底能不能吃，这个问题真是众说纷纭。有的新闻说隔夜西瓜里细菌含量超标，有人吃了一口冷藏的西瓜，肠子都坏了，被切了好几十厘米的肠子。但也有人说没事啊，我天天这样吃，没出任何问题……那么，冷藏西瓜到底能不能吃呢？

细菌数量让人大吃一惊

我找到了一篇专业的论文，我们一起来学习学习。这篇论文的题目叫《鲜切西瓜隔夜冷藏后的食用安全性评价》，作者的工作单位是福建省农业科学院农业质量标准与检测技术研究所，这篇论文应该是比较可靠的。

这个实验是怎么做的呢？作者买了3个品种的西瓜，然后把西瓜切开，立刻检测刚刚切开的西瓜表面的菌落数量，然后盖上保鲜膜，在冰箱里面冷藏16个小时，然后再检测西瓜表面的菌落数量。这之后，作者又做了一个研究，把这些冷藏西瓜表面切掉2厘米，然后检测切面的菌落数量。

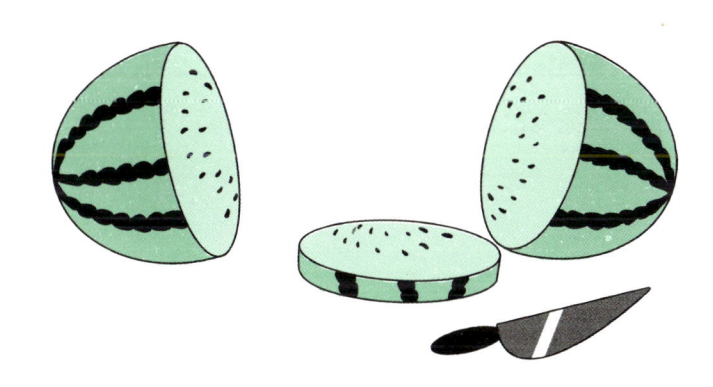

表面再切掉2厘米左右

检测结果令人大吃一惊。无论是刚刚切开的新鲜西瓜表面，还是冷藏了16个小时的西瓜表面，以及冷藏了16个小时以后把表面切掉2厘米的西瓜切面，3个品种的西瓜的菌落数量都很低，菌落数量是13.33~143.33 CFU[1]每克。这个结果甚至低于GB 4789.2—2016《食品安全国家标准 食品微生物学检验 菌落总数测定》中确立的标准——30~300 CFU每克。所以，从菌落数量来讲，吃这种隔夜冷藏西瓜是完全没

---

[1]菌落形成单位，用于说明活菌的数量。

问题的。

那么,这些细菌是什么种类的呢?对我们的身体到底有没有危害?作者做了进一步的检测,发现这些细菌都是空气和土壤中常见的细菌,而且是致病性比较弱的菌株。所以,按照这个实验的标准来看,冷藏16个小时的西瓜是可以吃的,是安全的,也完全没有必要把表面那一层切掉。

关键在切瓜的刀

但是,这个实验有一个问题,实验中用来切西瓜的刀是无菌的解剖刀,给西瓜盖保鲜膜是在无菌的超净台中操作的,而且覆盖的保鲜膜是无菌的保鲜膜。各位读者,看到这里,是不是察觉到不对劲?这就不符合我们家里面的条件了,谁家里用无菌的解剖刀来切瓜?谁家里能在无菌的超净台环境下给西瓜盖上保鲜膜?所以,这个实验不够严谨。但是,它提示了我们,不要用切过肉的刀来切西瓜。切水果应该单独备一把水果刀,单独备一块案板,对于生的和熟的一定要分开。

好了,希望大家可以了解这些知识。如果能做到提示的要求,那么吃冷藏西瓜可能就可以避免肚子不舒服、拉肚子的情况。

鲍鱼、鱼翅、燕窝、海参，营养价值高吗？

有读者问：买鲍鱼、鱼翅、燕窝、海参这些被称为山珍海味的东西是不是交智商税呢？

答案：是的。

第一，鲍鱼实际上并不是鱼，而是贝类。鲍鱼含有比较丰富的蛋白质和矿物质，但营养价值跟其他贝类相比是差不多的，比如田螺、河蚌，但是价格就相差非常多了。此外，鲍鱼所含的蛋白质并不是特别优质的蛋白质。所以，从营养学的角度来讲，鲍鱼完全不值这个价。

第二，鱼翅来源于鲨鱼的鳍，主要成分是胶原蛋白。胶原蛋白也不是一种优质的蛋白质，并不会在人吃进去之后被身体完全吸收。还有一点，因为鲨鱼在食物链的最顶端，一些重金属物质会在鲨鱼身上聚集，这就导致鱼翅里面的重金属含量往往是超标的，所以鱼翅并不是好的食物。

第三，燕窝实际上就是鸟的口水，成分主要是胶原蛋白，没什么特别有营养的东西，其营养价值还不如鸡蛋、牛奶。

第四，海参号称高蛋白低脂肪，确实是这样。但海参的蛋白质也主要是胶原蛋白，营养价值并不高。

所以，从营养学的角度来讲，这几种山珍海味的营养价值都不高，但价格是偏贵的。

还有一些读者会说这些山珍海味可以抗衰老、抗癌、治疗心血管疾病、调节血糖……实际上，这些功效通通没有得到临床证实。即使它们里面含有一些多糖或者其他的营养成分，有潜在的治疗疾病的价值，也仅仅是在体外的细胞实验当中被发现有这样的效果。但这种有效的营养成分的含量有多少；食物经过烹饪之后，经过我们消化吸收，能不能作用于我们身上，最后还是要打一个大大的问号。所以，无论从哪一方面来讲，买这几样东西都是交智商税。

吃草莓会得流行性出血热？

最近听说大家不敢吃草莓了，因为西安有一些朋友得了流行性出血热，说跟吃草莓有关。

流行性出血热

我们先来讲一讲什么是流行性出血热。这不是新发现的疾病，而是一直存在的，出现于很多年前。它是一种传染病，主要是通过老鼠传给人类，但不会发生人传人，即人与人之间不会发生传染。如果你不小心被老鼠咬了，接触了老鼠的尿液、粪便、唾液等，或者接触了被老鼠的尿液、粪便污染的食物，就有可能得流行性出血热。

这种病是很凶险的，死亡率也很高。人感染了这种病之后，会出现发热、疼痛、出血、休克、肾功能衰竭，还会出现比较典型的表现："三痛"，即头痛、眼眶痛、腰背痛；

"三红"，即颜面部、颈部、胸部皮肤出现潮红。此外，腋窝、胸背部可能出现皮下出血。但是各位读者千万不要紧张，因为西安近年来是我们国家流行性出血热的高发地区，也就是说西安每年都有人得这种病，只不过今年恰好跟新冠疫情撞上了，所以很多朋友就特别紧张。

怎么预防流行性出血热？

一方面，要远离老鼠，特别是黑线姬鼠，其背部有一条黑线。如果你看到这样的老鼠，就赶紧远离，因为大部分患者都是被这种老鼠给传染的。

另一方面，可以接种疫苗。如果你所在的地区是流行性出血热的高发地区，那么你是可以打疫苗的。这种疫苗总共要接种三针。打完三针以后，你可以获得持久的免疫力。

回到最开始的问题上，吃草莓会得流行性出血热吗？可能性很小，除非种植草莓的大棚里有非常多黑线姬鼠，老鼠的粪便或者分泌物污染了草莓。作为普通消费者，你完全不用担心，即使草莓的种植地有非常多的老鼠，流行性出血热的高危人群也应该是种草莓的人和采摘草莓的人。即使草莓被污染了，从采摘到运输，最后到消费者手里，经过了多少个环节,经过了多长时间的周转。草莓上的病毒是否还能存活,有没有传染性,这都要打一个大大的问号。

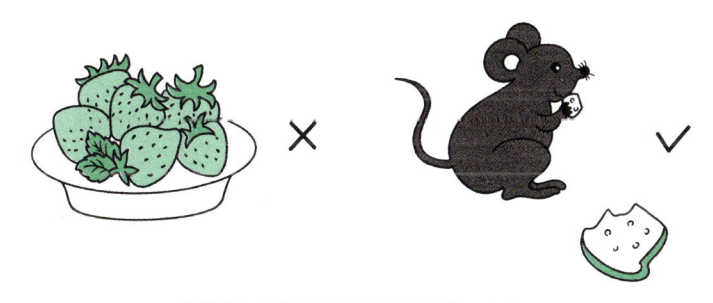

流行性出血热主要是通过老鼠传染给人类的

各位读者不用瞎操心,到目前为止,没有任何证据证明吃草莓会得流行性出血热,草莓还是可以吃的。哪位朋友不放心的话,把草莓寄给我,我替你试吃。我吃了没事,你再吃,好不好?

不小心吞下的枣核竟把胃肠道扎穿了

因为吃了一个枣核,一位患者的肠管被切掉了一段。在此提醒各位朋友,吃枣千万不要把枣核吞下去。

有一天,我值班,急诊来了一位肚子疼的女患者,疼了好几天,实在受不了了,晚上来看急诊。我一摸她的肚子,硬得像砖块似的都不让碰,她疼得腰都直不起来了。

我们给她做了CT检查,发现她的肠管里面有一个高密度的尖锐的东西,我就问她这几天吃过什么东西。这位患者仔细地回忆了一下,说前几天吃过枣,并且一边吃枣一边跟人打电话,可能不小心把一个枣核吞进去了。我们就连夜紧急给她做了手术,术中发现尖锐的枣核已经把她的小肠扎穿了,扎出一个洞,在小肠的周围形成了一个脓肿,里面有很大一泡脓液,这一段小肠已经泡在脓液里坏死了。我们没有办法,只能把这一段小肠切掉,然后再把剩下的小肠接起来。

在这里，曾医生要提醒各位读者，冬天吃冬枣的时候一定要特别特别小心，千万不要把那个尖锐的枣核吞进去，不要"囫囵吞枣"。我们的消化系统是没有办法把这个枣核消化掉的，这个枣核可能会扎穿你的胃，扎穿你的小肠或大肠。如果你的消化道被扎穿了，那么胃液、肠液甚至大便就会漏到你的肚子里面，会导致严重的感染，甚至出现感染性休克，危及生命。

如果你不小心把枣核吞进去了，就要赶紧来医院，什么东西都不要吃，连水都不要喝，尽快来医院。这个时候枣核可能还在你的胃里面，只要医生给你做胃镜，就可以把枣核取出来。如果你来晚了，这个枣核已经把胃扎穿了，或者它顺着胃往下走，到了你的小肠，到了你的结肠，那么这个时候做胃镜就取不出来了，必须通过手术取出。

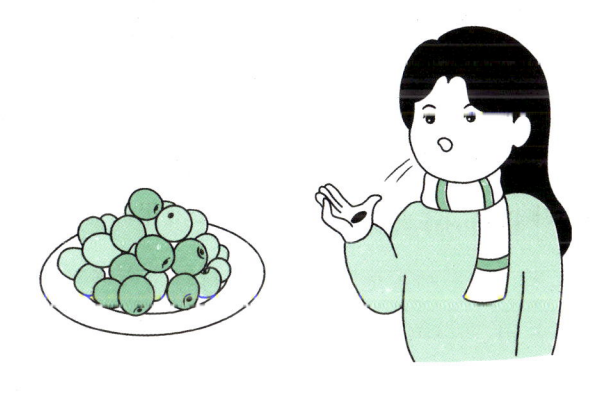

食疗丰胸真的有效果吗?

今天看了一个视频,把我气坏了。

视频的内容说:每天吃一碗,让你告别"太平公主",让你的胸部二次发育。什么东西这么灵?原来是把核桃、松仁、黑芝麻、花生这四种食物混在一起,打成粉,每天冲一碗,坚持吃一段时间,会帮助疏通经络,促进乳房发育。

丰胸有没有效果,我不确定,但长胖是肯定的。

核桃、松仁、黑芝麻、花生,这些东西的脂肪含量都是非常高的。有一句话说得很好,一口坚果半嘴油,就是说这些东西的脂肪含量几乎都超过50%。好家伙,你要是天天来一碗的话,肯定会长胖的。肉不会完全长在肚子上是不是,你胸部的脂肪可能也会增加一点,所以看上去胸好像确实变大了?这个视频的作者真是逻辑鬼才。

说起来,坚果确实是好东西,对身体是有好处的,但一定要适量食用。《中国居民膳食指南(2022)》推荐,大豆及坚果类食物每天只能吃25～35克。如果你吃核桃，那么可能一天吃两个就够了；吃花生的话，每天吃十几颗，一小把就够了。要是天天来一碗坚果，就过量了，如果吃了之后肚子胖得很明显，胸却只长了一点点，那就有点尴尬了。

吃素的风险你一定要知道

长期吃素食，真的健康吗？不是的，可能会对身体产生危害。

如果你是严格的素食主义者，长期吃素，那么可能会出现精神萎靡、健忘、神经质、脾气古怪、抑郁、身体麻木等症状。如果出现这些症状，那么你很可能缺乏维生素B_{12}。维生素B_{12}主要存在于肉、蛋、奶等动物性食物当中，植物性食物中的维生素B_{12}含量很少。

有朋友说：我吃素已经两三年了，根本没有出现你说的这种情况。别着急，可能还没到时间。如果你原来是吃肉的，突然变成一个素食主义者，那么你体内储存的维生素B_{12}可能够你使用三四年，甚至更长的时间。所以各位读者，如果你吃素，一定要注意补充维生素B_{12}。在植物性食物当中，豆类食物、发酵的食物，以及菌菇类食物的维生素B_{12}含量是相对丰富的。

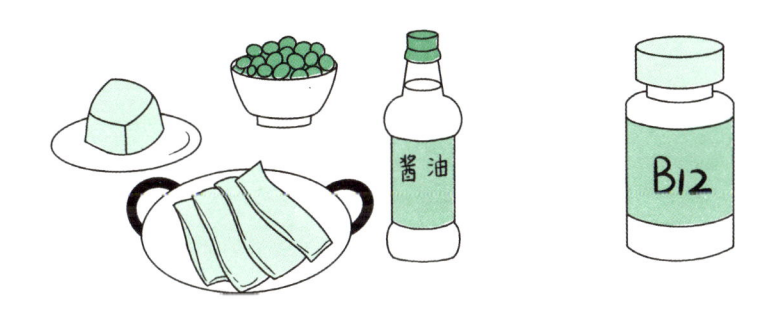

多吃豆类食物和发酵的食物,补充维生素B$_{12}$

因此,纯素食主义者要多食用豆腐、豆豉、甜面酱、酱油、蘑菇等,甚至可以去买一些维生素B$_{12}$的补剂。

除了缺乏维生素B$_{12}$,纯素食者还可能会出现缺蛋白质、缺钙、缺铁、缺锌,以及ω-3脂肪酸摄入不足等问题。所以吃素的朋友一定要多吃一些全谷物类的食物和豆制品。豆类富含非常优质的蛋白质,因此素食主义者一定要多吃。此外,吃坚果和海藻也可以补充一些ω-3脂肪酸。选择食用油的时候,可以选择含有ω-3脂肪酸较多的食用油,例如亚麻籽油、菜籽油、豆油、紫苏油。补钙的话,多吃绿色蔬菜,例如西兰花、小白菜。补铁的话,多吃菠菜、蚕豆、黑木耳、扁豆,同时摄入富含维生素C的蔬菜和水果,以促进铁的吸收。

最后给大家提供一张表格，看看纯素食主义者应该怎么吃。

全素和蛋奶素成年人的推荐膳食组成

全素人群		蛋奶素人群	
食物种类	每日摄入量/克	食物种类	每日摄入量/克
谷类	250～400	谷类	225～350
其中全谷物和杂豆	120～200	其中全谷物和杂豆	100～150
薯类	50～125	薯类	50～125
蔬菜	300～500	蔬菜	300～500
其中菌藻类	5～10	其中菌藻类	5～10
水果	200～350	水果	200～350
大豆及其制品	50～80	大豆及其制品	25～60
其中发酵豆制品	5～10	—	
坚果	20～30	坚果	15～25
烹饪用油	20～30	烹饪用油	20～30
—		奶	300
—		蛋	40～50
食盐	5	食盐	5

来源：《中国居民膳食指南（2022）》

中国人不适合喝冰水？

夏天来了，天气变热了，很多朋友都喜欢喝冰可乐、冰水，吃冰西瓜。但是这时候总会有一个人跳出来说不要喝冰水，不要喝冰可乐，对你的身体不好，等你老了你会后悔的。事实真是如此吗？那些长期喝冰水的人，老了之后是不是真的会后悔呢？

在很多长辈的观念里，我们中国人的体质差，不适合喝冷水、冰水，应该喝温水、热水。为什么会产生这样的观念呢？主要是口口相传，你的长辈是这样教你的，你的长辈的长辈也是这样教他的，所以现在你也这样教育你的小孩。实际上，这种观念并没有科学道理。

有人会说：我喝了冰水之后真的肚子不舒服，会拉肚子。

这个情况有两种可能性，一个原因是你喝的水是不干净的，被细菌污染了。比如，我们父母那一辈人没有自来水喝，都是喝井里的水，喝河里的水。这些水里面的细菌是比较多的，如果没有烧开就舀来喝，就可能得急性胃肠炎，出现拉肚子的情况。而现在我们买的那些瓶装的矿泉水、纯净水，其细菌学指标都是达到国家要求的，所以喝这样的凉水是没有问题的，不会出现急性胃肠炎。

另一个原因就是某些朋友的胃肠道本身比较娇气、敏感，不能吃凉的，不能吃辣的，稍微有一点冷、酸、辣的刺激，就会引起肠道的蠕动加快，出现肠道痉挛，导致肚子疼、拉肚子。因此，胃肠道比较脆弱的人就不太适合喝凉水或冷饮。其他胃肠道不敏感的人喝完凉水之后不会有任何不舒服，就是可以喝凉水的，也可以喝冰水，也可以吃冰西瓜，完全没有问题。

所以，能不能喝冷水、冰水，不要听长辈怎么说，要看你自己的身体。你的身体是很诚实的，如果它能够耐受凉水，那么你就可以喝凉水。

为什么你喝水都胖，别人却怎么吃都不胖？

有的读者看到这个标题，很可能会露出心痛的表情，这我能想象到。别急，我来告诉你原因，很可能是你的基础代谢率比别人低很多。那么，我们身体内的能量是怎样被消耗的呢？

能量消耗的三个途径

第一个途径是基础代谢，这也是最重要的，因为60%～70%的能量都是通过基础代谢被消耗的。什么叫基础代谢呢？你躺在那里不做任何运动，身体为了维持你的呼吸，为了维持你的心跳，保证你能够活下去，需要消耗能量，这就是基础代谢。

第二个途径是身体活动，包括你平时工作、做家务、运动。如果你是一个普通的轻度体力劳动者，那么身体活动所消耗的能量大概占每日能量消耗的15%~30%。你在运动时消耗的能量远远低于你的基础代谢消耗的能量，当然重度体力劳动者和运动员除外。

第三个途径是食物热效应，大概占每日能量消耗的5%~10%。食物热效应是什么意思呢？就是人体为了消化吸收吃进去的东西，要额外消耗能量的现象。

通过这三个主要途径，我们把每天吃进去的食物热量消耗掉。如果热量消耗得不够，多余的热量就会变成脂肪，你就会长胖。

如何提高基础代谢率？

为什么别人整天吃吃喝喝，不运动，还不长胖呢？那就是因为他的基础代谢率比较高，他躺在那里什么都不干，就在消耗能量。

怎样提高基础代谢率呢？基础代谢率跟遗传、性别、年龄、身体的激素水平、肌肉量等都有关系。前面那些不可改变的因素，咱就忽略吧，你能做的主要是以下两个方面：

第一，适度地运动。除了做有氧运动，还要做无氧运动。做无氧运动是为了增加你的肌肉量,如果你身体里的肌肉量比较高,那么你的基础代谢率就会提高。所以你平时可以做举重、卧推、俯卧撑、深蹲、硬拉等体育运动,增加你的肌肉量。

第二,适当地多补充一些蛋白质。想要增加肌肉量,必须补充蛋白质。根据《中国居民膳食营养素参考摄入量(2013版)》正常人每天需要的蛋白质可以这样换算,每千克体重所需的蛋白质摄入量为0.8~1克;如果你想增肌,可以适当再多补充一些,每千克体重的蛋白质摄入量可以达到1.2~1.4克。当然还要配合运动,你不可能光吃蛋白质,就

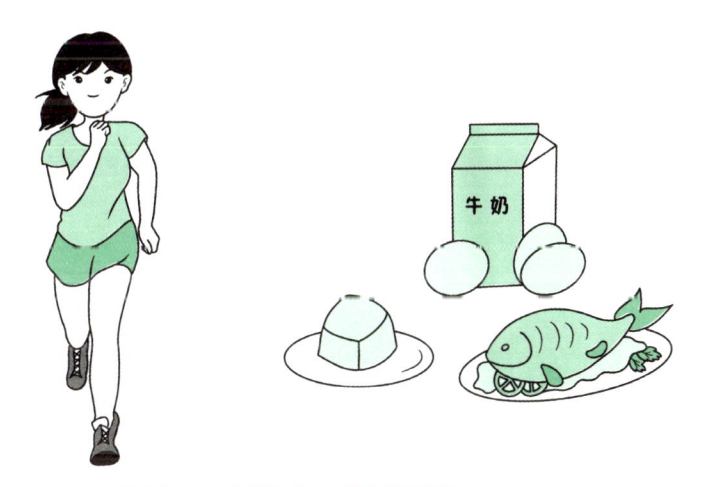

适度运动,补充蛋白质,可提高基础代谢率

能增加肌肉。运动的同时补充蛋白质，才有效果。适当地多补充蛋白质，还有一个好处，就是因为蛋白质的食物热效应是最高的，所以我们的身体为了消化吸收蛋白质，需要消耗更多的能量，这有助于我们减肥。

改变一下饮食顺序，你就可以变瘦

今天给大家介绍一个非常简单的减肥办法，那就是吃饭的时候改变一下饮食顺序。

第一步，喝汤或者喝一杯水，不用太多，200毫升左右就够了。请注意，喝汤要喝菜汤，不要喝肉汤，因为肉汤有较多的脂肪和嘌呤，对我们减肥可不是那么友好的。

第二步，吃蔬菜。从减肥的角度来讲，我们可以一顿吃半斤左右的蔬菜，半斤指的是没有做熟时的生重。蔬菜是低热量的食物，富含膳食纤维和维生素，在你吃了之后会让你产生饱腹感。不可溶性膳食纤维可以促进肠道蠕动，防止便秘。此外，可溶性膳食纤维可以延缓身体对脂肪和糖分的吸收，有助于减肥。

第三步，吃肉。尽量吃瘦肉，不要吃肥肉，肉里面的蛋白质同样可以给我们带来饱腹感。吃肉之后，我们的身体为了消化吸收蛋白质，需要消耗更多的热量，这叫作食物热效应，而蛋白质的食物热效应是最高的。

第四步，吃主食。前面吃了那么多食物之后，你可能已经产生饱腹感了，主食就吃得少了。吃主食的时候，建议大家少吃精致的米面，例如大米饭、馒头、面条，多吃一些人体消化吸收比较慢的主食，例如燕麦、玉米、荞麦、藜麦、土豆、地瓜。

想要减肥的朋友可以试一试这个办法。我自己通过改变饮食顺序，39天减去了6千克体重。我的经历告诉大家，这是一个很好的减肥办法，用这个办法可以帮助你少吃，还吃得更健康。

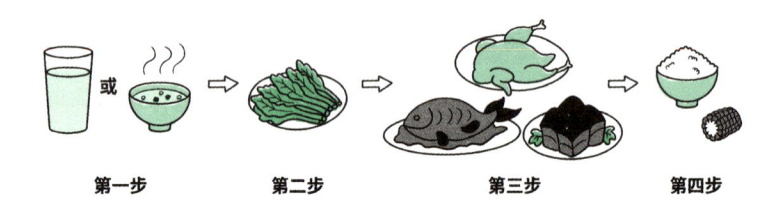

第一步　　　第二步　　　第三步　　　第四步

只爱吃肉，不吃鸡蛋和牛奶，对身体有影响吗？

有读者问：我不喜欢吃鸡蛋，也不爱喝牛奶，我就天天吃肉来满足身体对蛋白质的需求，这样行不行？

当然不行。

第一，这样可能造成营养不良。

鸡蛋和牛奶除了含有蛋白质之外，还含有其他非常多的营养物质。比如鸡蛋含有多种维生素、矿物质、卵磷脂、DHA（二十二碳六烯酸），而牛奶同样富含多种维生素和矿物质。最重要的是牛奶里面的钙特别丰富，每100毫升的牛奶含有100毫克左右钙。作为成年人，我们每天至少需要摄入800毫克钙，因此多吃奶制品就是一个非常好的补钙途径。所以，各位读者朋友，如果你们整天只知道吃肉，不吃鸡蛋、不喝牛奶，就会变得营养不良。

还有，光吃肉不吃主食也是不行的，因为主食里面有碳水化合物，可以为人体提供能量。如果你吃的碳水化合物太少，那么蛋白质可能就要分解产生能量。而且主食里含有一定的蛋白质。像全谷物、薯类等含有多种维生素的主食还富含膳食纤维。你看，如果你只吃肉不吃主食，也会造成营养不良。

第二，如果你只吃肉，那你摄入的脂肪、胆固醇、嘌呤可能超标。

如果你不爱吃瘦肉，偏爱吃肥瘦相间的肉，或者带皮的鸡肉、鸭肉，或者动物内脏，那么首先会超标的就是脂肪和胆固醇。猪肉、牛肉、羊肉的饱和脂肪酸含量很高，而过多地摄入饱和脂肪酸不仅会让你长胖，还会增加你患心血管疾病的风险。其次会超标的是嘌呤。如果你有痛风或者高尿酸血症，天天吃肉或者动物内脏，那你身体里的嘌呤含量就可能超标，导致你痛风发作，让你的高尿酸血症变得更严重。所以从这一点来讲，真的不能吃太多肉！

第三，肉吃多了还可能致癌。这不是吓你哟！我不止一次讲过，猪肉、牛肉、羊肉等红肉是二类致癌物，不能多吃；培根、火腿、腊肉、熏肉、咸鱼等加工肉是一类致癌物，更不能多吃。一类致癌物诱发癌症的证据更加明确，但我们中国人就是喜欢吃猪肉、牛肉、羊肉这些红肉或者它们的加工肉,而对蛋类、奶类、水产类食物却摄入不足。

所以,为了自己的身体健康,我们不能光靠吃肉来补充蛋白质。建议大家这么做:每天至少喝300毫升牛奶,或者食用等量的奶制品;一天吃一个鸡蛋。作为一个普通的轻度体力劳动者,吃肉的话一天不要超过三两,同时一定要多吃白肉,比如鸡、鸭、鱼、虾。一周至少吃两次深海鱼,因为深海鱼含有较多的不饱和脂肪酸,例如EPA(二十碳五烯酸)、DHA,这些营养物质对于我们的心脑血管健康非常有好处。

希望大家在饮食上追求的目标是吃得健康,而不仅仅是吃得爽。

天天吃肉，
你却不知道什么肉应该多吃！

你天天吃肉，但你知道猪肉、鸡肉、鱼肉中哪种肉对人来说是最健康的吗？告诉你一个非常容易记的句子：四条腿的，不如两条腿的；两条腿的，不如没腿的。也就是说鱼肉是最好的，鸡肉、鸭肉次之，猪肉、牛肉、羊肉是排在最后的。

什么是红肉、白肉？

猪肉、牛肉、羊肉这些哺乳动物的肉，我们称之为红肉。为什么这些肉呈现红色呢？因为肉中的二价铁离子含量高，所以呈现红色。大家注意到三文鱼也是红色的，但三文鱼并不是红肉，呈现红色是因为虾青素含量比较高，并不是铁离子。鸡肉、鸭肉、三文鱼和其他的鱼类、虾类等属于白肉，白肉的铁离子含量没有那么高。

总体来讲，红肉的营养价值不如白肉。

白肉与红肉的区别

第一，口感不一样。红肉的肌纤维比较粗硬，口感不太好；白肉比较细嫩，口感更好。当然，口感的好坏因人而异。

第二，红肉的营养价值远不如白肉。红肉属于二类致癌物。研究显示每天摄入100克的红肉，患结直肠癌的风险会增加12%。红肉除了是致癌物之外，脂肪含量也比较高，饱和脂肪酸比较多，对我们的身体来讲也是不健康的。所以，各位朋友一定要少吃红肉。但也不能不吃，毕竟红肉的铁离子含量比较丰富，可以给我们补充铁离子。

白肉的脂肪含量比红肉低，其中鱼肉的维生素和矿物质的含量也比红肉更高，而且鱼肉中有较多的不饱和脂肪酸，特别是深海鱼还富含ω-3脂肪酸（DHA、EPA等营养物质），这些对我们的身体都是有好处的。目前已经有很多研究显示，ω-3脂肪酸具有抗炎的作用，可以保护我们的心脑血管。所以，我们要多吃白肉，少吃红肉。

每天应该吃多少肉？

很多人都不知道自己每天应该吃多少肉，而且绝大部分人都吃肉吃多了。

按照我们国家膳食指南的推荐，我们每天要吃两种肉，分别是禽畜类和水产类，禽畜类指的是鸡、鸭、猪、牛、羊等，而水产类就是鱼、虾、蟹等。

《中国居民膳食指南（2022）》建议，我们每天要吃40～75克水产类食物，而两条腿和四条腿的禽畜类食物加起来是40～75克。也就是说水产类食物占半边天，猪肉、牛肉、羊肉、鸡肉、鸭肉等占另外半边天。所以你们听明白了吗？多吃没有腿的，少吃四条腿的，两条腿的可以适量吃。

这两种肉加起来是80～150克。那么，150克是多少呢？150克是三两，也就是说我们每天吃肉不要超过三两。还要记住这个量指的是生肉的重量。

有朋友会问：二两、三两到底是多少呢？能不能形象地量化一下？

给大家一个参考，一个中等大小的鸡蛋大概是50克，你可以拿在手上掂量掂量，那么每天吃肉的量就相当于2～3个鸡蛋的重量。如果你还不清楚，那我还有更简单的办法。把你的手伸出来,看看你的巴掌心有多大,然后每天吃两个巴掌心大的肉就够了,可以吃一个巴掌心那么大的水产类肉,再吃一个巴掌心大的禽畜类肉。

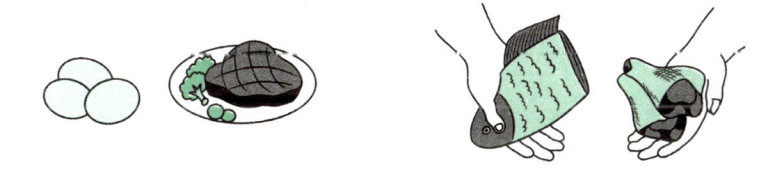

建议每天吃80～150克肉

我知道很多读者是无肉不欢的,吃的肉肯定不止150克。肉吃多了对身体并不好,会让人摄入过多的蛋白质,而蛋白质最后是要通过肾脏来代谢的,这可能会加重肾脏的负担,损害肾脏。如果你吃了很多肥肉,那么脂肪含量就会超标,热量就会超标,还会长胖。

我们每天摄入的蛋白质真的不够吗？

前面讲了，我们普通人每天吃三两肉就足够了，但很多人质疑。他们说这个量太少了，吃的肉太少，不能满足每天所需的蛋白质摄入量。真的是这样吗？下面我们就来算一算你每天摄入的蛋白质到底够不够。

像你我这样的轻度体力劳动者，每天需摄入的蛋白质的量是体重（以千克计）乘0.8，比如我是70千克，那么我每天只需要摄入56克蛋白质。

《中国居民膳食营养素参考摄入量（2013版）》还建议，18岁以上的轻度体力劳动者，男性每天需摄入65克蛋白质，女性需摄入55克。我们就按最高标准65克来计算一下，真的，大家轻轻松松吃，每天就可以摄入65克蛋白质。

每天吃三两瘦肉是150克，其中蛋白质的含量大概是20%，所以你可以获得30克蛋白质；吃一个中等大小的鸡蛋，可以获得6克蛋白质；喝300毫升牛奶，可以获得10克蛋白质。咱们每天吃的主食种类很多，就按常吃的大米饭来算，一日三餐共吃三碗大米饭，一碗饭大概是由100克大米煮成的，100克大米含有的蛋白质大概是7克，则三碗饭可以提供20克左右的蛋白质……现在加起来就已经有66克蛋白质了，足够了吧。

如果你严格按照《中国居民膳食指南（2022）》来吃，每天还要吃200～350克水果、300～500克蔬菜，那么还可以获得大概5克蛋白质，加起来就超过70克蛋白质了。如果你再吃点豆制品和坚果，那么蛋白质的摄入量就更高了，因为豆类和坚果，特别是豆类的蛋白质含量是很丰富的。

所以你看，咱就是普通人，按照普通人的吃法，每天摄入的蛋白质足够了。

如果你是运动员或者长期健身的人士，你每天摄入的蛋白质还可以多一点，可以是你的体重（以千克计）乘1.2～1.7，建议不要超过1.7。按照这个量摄入蛋白质，对专业运动员来说基本也是够的。如果你去健身房，只是在那里拍几张照，摆拍一下，而运动量完全不够，那你根本不需要那么多蛋白质，你的身体也利用不了，最后还是排出来了，就浪费了。

如果你因为健身、增肌，想要多补充一点蛋白质，那我建议你多吃一些鸡蛋、牛奶、白肉，少吃一些红肉。前面我们已经讲过红肉是二类致癌物，不宜多吃，若长期摄入较多的红肉，则会增加结直肠癌和心血管疾病的发病风险。

希望各位读者朋友可以明白，按正常的饮食习惯，我们每天摄入的蛋白质是足够的，真的不需要吃太多肉。

不吃晚饭可以减肥，还能改善血糖指标？

相信很多人在减肥的时候都听过这样的说法：不吃晚饭有利于减肥，而且更健康。这是对的吗？近日，北京协和医院的学者在《自然》（*Nature*）的子刊《自然·通讯》（*Nature Communications*）上发表了一篇文章，这篇文章主要研究的是不吃早餐或者不吃晚餐对我们的健康和体重的影响。

说到不吃，我们很容易想到一个词——"轻断食"。轻断食提倡一种16∶8断食法，或者叫限制时间进食法，就是在8个小时之内把一天该吃的东西都吃完，剩下的16个小时里不能吃东西，只可以喝水或者黑咖啡这种热量极低的东西。

很多研究显示，16∶8断食法对我们减肥和保持身体健康是有好处的。饿一饿可以激发人体的潜能，改善胰岛素抵抗。

我们发现，在8个小时之内吃完一天所需的食物往往意味着不吃早餐或者不吃晚餐，那么到底是不吃早餐好，还是不吃晚餐好呢？北京协和医院的研究学者回答了这个问题。

该研究总共招募了90个人，随机分为三组：第一组是对照组，24小时之内正常饮食，这对应的是大多数人的饮食方式；第二组不吃晚餐，早上6点到下午3点之前可以随便吃，下午3点以后不再吃东西；第三组不吃早餐，上午11点到晚上8点之间可以随便吃，过了晚上8点就不能再吃东西了。这次招募的研究对象不是肥胖人士，而是基本符合正常体重的健康人士，年龄在18～65岁。

研究者让这三组人按照他们各自的饮食方式连续吃5周，进而得出了一些研究结果。

相对于对照组，无论是不吃早餐组还是不吃晚餐组，两组人每天的能量摄入量都下降了。但研究进一步发现，只有不吃晚餐的那一组人体重下降了，平均下降了1.6千克，而且体脂含量下降了，胰岛素抵抗改善了，炎症和肠道内的菌群都改善了。而不吃早餐的那一组和对照组，体重和体脂含量都没有明显变化，空腹胰岛素、胰岛素抵抗等都没有明显的改善。通过这个研究，他们得出结论，不吃晚餐对我们的身体是更好的。

但这个实验本身也有一些局限。第一，样本量太少了，每组只有30个人。第二，研究对象都是健康的人，没有肥胖的人。第三，观察的时间也很短，仅仅有5周的观察期。长期这样吃，吃3个月，吃半年，甚至吃1年以上，会不会产生不一样的改变？我们不知道。

尽管这个研究有这些不足，但还是有意义的，起码在短时间之内采取这样的饮食方式是可行的、安全的，对我们的身体健康是有好处的。不吃晚餐，再搭配低碳水、高蛋白的饮食方式，以及其他的一些饮食方式，对减肥或者改善胰岛素抵抗是非常有帮助的。

悄悄告诉各位读者，其实我自己在减肥的时候也采取过16∶8断食法，我觉得是不错的。当然，一种减肥方法不可能适用于所有人，你可以根据自己的具体情况试一试。减肥的原则就是要控制总热量的摄入，尽可能做到饮食均衡。希望你可以如愿瘦下来。

曾医生让你早知道 2

第二章
健康的生活方式

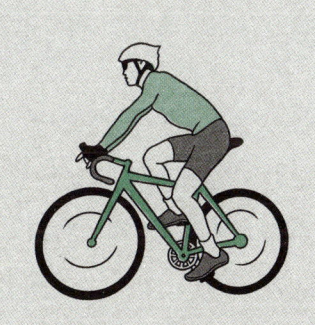

现代人由于饮食不规律，工作压力大，心焦、失眠，表现出很多亚健康的症状。因此我们提倡养成健康的生活方式，这有助于提高我们的免疫力。科学合理饮食，戒烟戒酒，减油、减盐、减糖；不熬夜，勤运动，保持健康的心态。树立健康的生活观念，远离疾病。

靠晒太阳补充维生素D，你就不怕晒黑吗？

今天没去上班，出来开一个学术会议，出门居然忘了涂防晒霜。在太阳很大的晴朗天气一定要涂防晒霜，不然你会变黑、变老、变丑。我想着没涂防晒霜就没涂吧，正好晒晒太阳，补充一下维生素D。

晒一天也补不了多少维生素D

我查了查靠晒太阳补充维生素D的资料，发现特别不靠谱。只有特定波长的紫外线才能帮助人体补充维生素D，因此就要掌握好每天出来晒太阳的时间。此外，靠晒太阳补充维生素D还受你所在的地理位置等因素影响，跟晒的时长也有关系。假如你在东北三省，冬天出来晒太阳，那你晒一整天可能也补不了多少维生素D。

所以，无论是成年人还是小孩，吃维生素D补充剂来补充维生素D是最靠谱的方法，每天补充一粒维生素D是最好的。比如我家小孩，他天天出来玩耍，但我还是天天给他吃一粒维生素D。事实上，我们成年人也应该补充维生素D。目前，我们补充维生素D的方式主要是晒太阳、服用维生素D补充剂、食用富含维生素D的食物。通过食物来补充维生素D，根本达不到人体的所需量。比如一天要补充400单位维生素D，换成吃鸡蛋，要吃10～12个鸡蛋；改为吃肉，要吃两斤肉才够……所以，无论是成年人还是小孩子，每天最好补充一点维生素D。维生素D补充剂很便宜，合算下来只有几毛钱一粒，大家都要记得补充啊！

太阳该晒还得晒！

虽然晒太阳补充维生素D是不靠谱的，但是在大晴天，该晒太阳还是要晒。为什么呢？晒太阳与维生素D和补钙之间到底有什么关系，下面我们来把它说透了。

为什么我们要晒太阳呢？因为太阳光当中有一种紫外线叫UVB，是中波紫外线，照在皮肤表面之后，可以促进皮肤中的7-脱氢胆固醇转变为维生素D。维生素D的作用就非常多了，可以促进钙的吸收，可以促使钙进入骨骼细胞，让你的骨骼更加强壮。小孩子缺乏维生素D，会得佝偻病；成年人缺乏维生素D，可能会出现骨软化症或骨质疏松。但是，只有20%的维生素D是通过食物来补充的。所以，该晒太阳了还是要晒太阳。

晒太阳非常有讲究

实际上，只有特定波长的紫外线UVB才可以帮助人体合成维生素D。UVB只在上午10点到下午2点之间是比较强的，但这个时候也是太阳光最强的时候，如果你这个时候出去晒太阳，那么很可能会被晒黑、晒伤。长期这样晒，会让你的皮肤衰老，胶原蛋白流失，弹力纤维断裂，变得又老、又黑、又丑，甚至有可能得皮肤癌。

还有一点非常重要，就是UVB特别弱，如果你涂了防晒霜或者隔着玻璃来晒太阳，那么UVB就都被阻挡了，不能够促进人体内维生素D的合成。所以，如果你要晒太阳，就不能涂抹防晒霜，不能穿防晒的服装，要把皮肤完全露出来，这样晒太阳才能够补充维生素D。所以，各位朋友听懂了吗？通过晒太阳来补充维生素D有很多的限制条件，只有满足条件去晒太阳，才能真正实现补充维生素D的效果。

晒不够就乖乖吃维生素D

如果想要通过晒太阳来补充维生素D，那么在大夏天或大中午的时候每周可能要晒2～3次，每次要晒20～30分钟，才能达到补充维生素D的效果。我觉得这是不太靠谱的，特别是像我们这种上班很忙的人，早上很早就起来了，太阳还没有升起来，等到晚上下班的时候，太阳都已经落山了。这样的作息时间显然不能够满足正确晒太阳的条件。

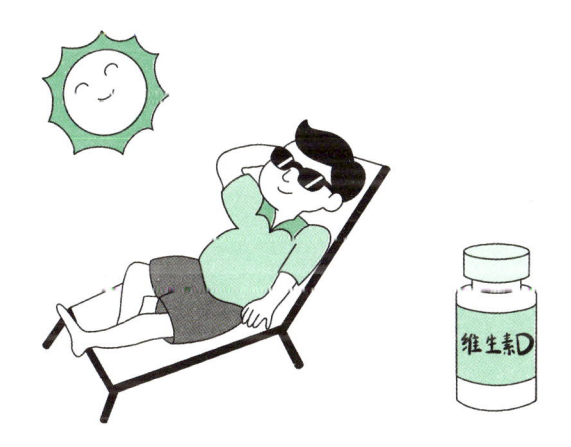

晒不够，你就可以口服一些维生素D。成年人每天至少需要400单位的维生素D，小孩也是一样的。如果是早产儿或者老年人，那么可以补充更多维生素D，对身体是很安全的。

所以，家里的老人劝你多晒太阳的话，你要给他看看这篇文章。如果晒得不对，不仅不能补充维生素D，还会让人变得又黑、又老、又丑，甚至让人得皮肤癌的概率增加。

友情提示：小孩子或者爱漂亮的女孩子，皮肤比较娇嫩，一定要少晒太阳；出去晒太阳的话，一定要记得涂抹防晒霜。男孩子也一样哟！

大油头怎么办？

曾医生是大油头，一天不洗头，头发就很油。不知道你是不是也这样？那么，油头应该怎么办呢？

第一，少吃高油、高碳水的食物。身体里油脂太多了，就会从头皮分泌出来。建议大家清淡饮食，少吃烧烤，少吃肥肉等高脂肪的食物。也要少吃高碳水的食物，若吃多了，其中的糖类物质会转变为脂肪。所以要少吃甜食，少喝"肥宅快乐水"，多吃蔬菜、水果、全谷物类食物。此外，补充B族维生素也有助于调节油脂平衡。

第二，少熬夜，规律作息。熬夜对身体的危害是方方面面的。不知道各位朋友有没有这样的感受，前一天没有休息好，第二天起来头发就很油。这是因为熬夜时紧张、精神压力大导致内分泌和激素水平变化，影响头皮的新陈代谢，让头油变多了。所以要少熬夜，保持良好的心态。

第三，勤洗头。有人认为头皮会越洗越油，这是错误的观念。洗头只是将头皮表面的油脂和头屑洗掉，不会影响头皮皮脂腺的分泌。如果你是大油头，不及时清理头皮上的油脂，反而会堵塞毛囊，引起头皮瘙痒、发炎，甚至脱发。

油性头皮的朋友应该每天洗头或者隔天洗头，可以选择清洁力较强的洗发产品。我最近在用一款洗发膏，里面添加了海盐成分，在按摩头皮的时候可以清理毛囊里面的油脂和脏东西。清理干净以后，毛孔就可以自由地呼吸了，头发也可以健康地生长。所以，推荐油头的朋友一周使用2～3次。

第四，去医院就医。如果你不仅爱出油，有很多头皮屑，就像下雪一样，还伴有瘙痒、头皮泛红等情况，那么你的头皮可能存在马拉色菌过度繁殖和脂溢性皮炎的问题，可以在皮肤科医生的指导之下使用一些药用洗发水，例如酮康唑洗剂，以改善这种状况。

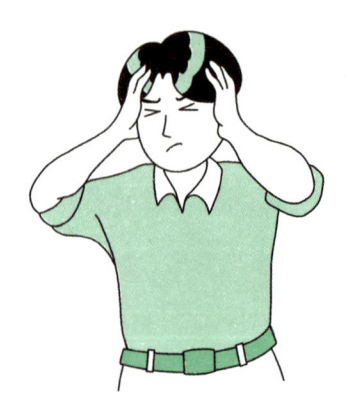

头皮爱出油，要少吃油腻食物，少熬夜，勤洗头

女性在生理期不能洗头，不能碰冷水？

有朋友问：女性在生理期能不能洗头？能不能接触冷水，喝冷饮？

先来回答第一个问题——女性在生理期能不能洗头？答案是可以洗头。假如你的经期有七天，难道你七天都不洗头吗？那你的头发得油成什么样子！估计头皮屑都可以下雪了。我也实在想不出生理期跟洗头到底有什么关系，这两者是完全不相关的事情，当然是可以洗头的。

再来回答第二个问题——女性在生理期能不能接触冷水，喝冷饮？答案也是可以的。有人说喝冰水会导致痛经，这是完全错误的，两件事没有任何关系。女生痛经最常见的是原发性痛经，其最主要的影响因素是月经期间产生的前列腺素。前列腺素增加，引起子宫的过强收缩和子宫周围的组织充血，继而引起疼痛，这就是原发性痛经最主要的原因。

但是，前列腺素的产生跟你喝冷饮或冷水没有任何关系。你在非生理期吃这些东西没有不舒服的话，你在生理期就可以吃。

当然，一些女性朋友的胃肠道比较脆弱，耐受不了冰冷的东西，喝了冰冷的东西之后可能会出现拉肚子或者肚子疼的情况。这样的女性朋友在生理期就不能吃冰冷的东西了，不仅仅是生理期，非生理期也不建议吃。

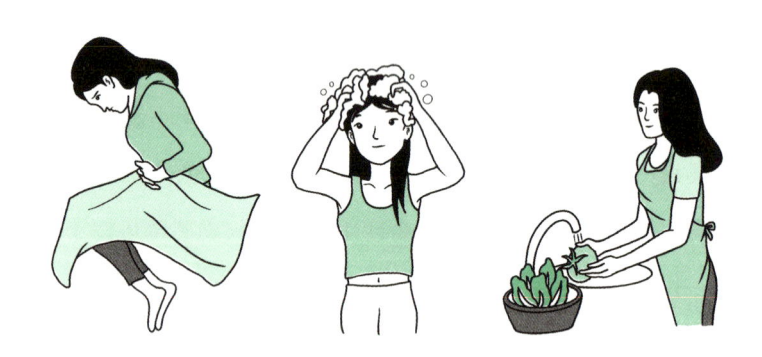

在生理期不能洗头，不能碰冷水？

三个关键地方不洗，等于无效洗澡

很多朋友洗澡的时候有三个地方从来不洗，这样一来不仅脏，影响美观，还可能诱发疾病。特别是第三个地方，一定要注意。

第一个地方是肚脐眼。我发现很多来找我看病的小姑娘，人长得特别漂亮，身材也特别好，但是我让她们把衣服撩起来，给她们查肚子的时候，却发现肚脐里面有好大一团泥，有时候还发出难闻的臭味……朋友们，肚脐也是需要清洗的，洗澡的时候用清水冲洗一下就可以。如果肚脐里面已经有一些脏东西，那么可以用湿润的棉签把这些脏东西掏出来，但注意一定要温柔，切忌暴力。

第二个地方是私密部位。无论是男性还是女性，私密部位都需要清洗，但是不建议大家使用各种各样的洗液。一些广告宣传"洗洗更健康"，用一些抑菌的洗液去清洗私处，这样反而不好，可能把一些有益的菌群也杀死，导致局部的菌群失衡。如果你身体健康，就完全不需要使用那些洗液，用清水洗就可以了。

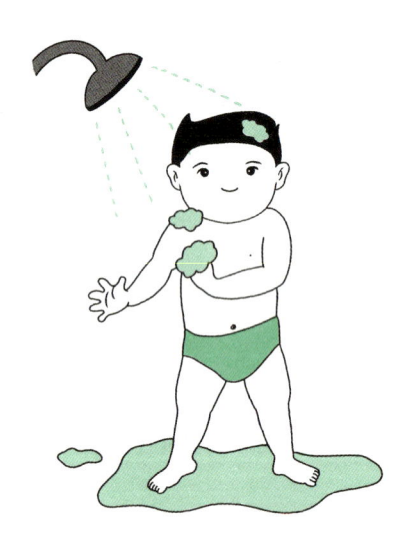

男性朋友如果阴茎过长，一定要翻起来把里面好好地清洗，不然容易藏污纳垢，引起局部发炎，甚至会传染给你的另一半，导致另一半的私处发炎。女性朋友也可以检查一下你的另一半，如果他那个地方很脏且有异味，就不要搭理他。

第三个地方是肛门周围。你每天放屁、拉屎，很可能会将少量的粪便留在肛门周围，因为肛门周围有很多皱褶。排泄物或分泌物会刺激肛周的皮肤，可能引起肛周瘙痒，甚至出现湿疹。所以，肛门周围也是需要清洗的，洗澡的时候用清水冲洗就可以了。

还有一些研究显示，用温水冲洗肛门周围可以促进血液循环，改善痔疮的症状。如果你的痔疮正在发作，可以在洗澡的时候用温水冲洗肛门周围，每次冲5～10分钟就可以缓解疼痛、肿胀的症状。

上火的时候千万不要亲吻他人，会传染病毒

有一种非常讨厌，没有办法根治，老是反复发作的疾病，上火。

我现在就正在上火，我的嘴角长了几个水疱，现在水疱基本上已经消了，快要结痂了。对于长这种水疱，我们老百姓说是上火了。实际上这种水疱的学名叫疱疹，是由单纯疱疹病毒引发的。

单纯疱疹病毒有两种：1型和2型。1型主要引起口唇周围的疱疹。2型主要引起生殖器的疱疹，是一种性传播疾病。

单纯疱疹病毒非常讨厌，没有办法根除，在你免疫力低下、频繁熬夜的时候，疱疹很可能就长出来了。你不做治疗的话，一般10天左右就好了；如果情况很严重，可以用一些抗病毒的药物。

这种疾病不但没有办法预防，也没有办法根治，总是会复发，因为这种病毒躲在神经里面，在你免疫力低下的时候，它就可能再次引发疱疹，是非常讨厌的，而且这种疱疹有传染性。所以，上火的时候，千万不能亲吻他人，不然就会把病毒传染给其他人。特别是家长，不要去亲你的小孩。小孩在第一次得单纯疱疹的时候可能会出现比较严重的症状，甚至出现大脑被感染，得脑炎，危及生命。所以，你上火的时候，千万不要嘴对嘴去亲你的小宝贝，这样是非常危险的。

关于单纯疱疹，大家记住三个知识点就可以了。

第一点，没有办法根治。如果有人说他可以根治单纯疱疹，那你千万不要相信，他肯定是来骗你钱的。

第二点，有传染性。单纯疱疹发作的时候，就不要亲吻他人了。

第三点，口唇周围的单纯疱疹是可以自愈的，不需要治疗，过一段时间就好了，只要注意休息，加强自身的免疫力。

把家里的盐换一换，就可以降血压

把普通食用盐换成低钠盐

各位朋友，把家里日常吃的食用盐换成低钠盐吧！最新的研究显示，吃低钠盐可以降低脑中风的发生率，可以降低心血管疾病的发病率，还可以降低由这些疾病导致的死亡率。

法国时间2021年8月29日，《新英格兰医学杂志》发布了一篇在我们国家进行研究的文章。《新英格兰医学杂志》是医学杂志中的"天花板"，相当于篮球界的乔丹，羽毛球界的林丹。如果你可以在《新英格兰医学杂志》上发表一篇原创文章，那么你绝对是你所在领域的佼佼者。说这么多，就是想告诉各位，在《新英格兰医学杂志》上发表的文章都是有非常重要的临床意义的，里面的研究成果是可以改变医生的治疗策略和治疗原则的。

言归正传,我们来讲讲这篇文章到底说了什么。这项研究是在我国北方的5个省、600个村庄开展的,总共纳入了20 995名患者。纳入研究的人,平均年龄为65.4岁,49.5%为女性,72.6%有中风史,88.4%有高血压史。研究人员把这些人随机分成两组,一组不改变他们的生活方式,让他们照旧吃普通的食盐;另外一组改成吃低钠盐,即盐里面75%是氯化钠,25%是氯化钾。平均随访4.74年后,研究人员发现,吃低钠盐可以使中风的风险降低14%,使心血管疾病的发病风险减少13%,使死亡的风险减少12%。

根据此前在中国进行的一个实验模型测算,如果中国人都吃这种低钠盐,那么每年有超过40万人不会提前死亡。

我们在日常饮食中都离不开盐,但是不能吃太多盐,摄入过多的盐会加重肾脏的负担,会增加心脑血管疾病、高血压、脑中风的发病风险。所以,我们要清淡饮食,适度吃盐,用低钠盐来代替普通的食盐。

什么是低钠盐?

有人说低钠盐不能随便吃,吃了会出现高钾血症,会要

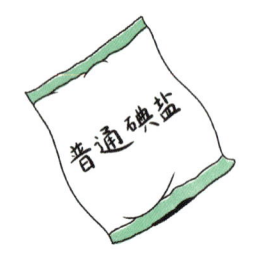

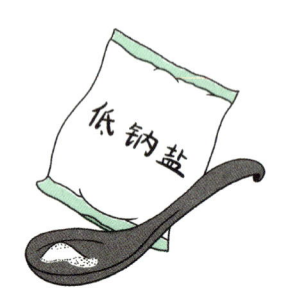

人命的！

那么，买低钠盐到底是不是交智商税，吃了真的会要人命吗？下面我就来讲一讲低钠盐。

食盐的主要成分是氯化钠，但我们国家的人普遍缺碘，所以会在食盐中增加一些碘，因此我们每天吃的食用盐通常是加碘盐。低钠盐就是把20%～30%的氯化钠换成氯化钾，也含有碘。低钠盐和低碘盐不是一回事。所以，现在你弄清楚了吗？和普通的食用盐相比，低钠盐降低了钠的含量，增加了钾的含量。

人体每天不需要摄入太多钠

我们每天并不需要摄入那么多钠。以前我们的老祖宗根本不知道什么是食盐，他们天天吃野菜、野果子，或者吃动物的肉，这些食物里都没有人为放盐。然而，钠离子对于我们的身体是很重要的，我们的祖先无法摄入钠盐，怎么办呢？经过长期的进化，我们的身体进化出一个非常好的机制，即保钠排钾，把身体里面的钠留住。这样一来，即使摄入的钠很少，我们也可以尽可能地把这些钠留在体内。

世界卫生组织建议16岁以上人群每天摄入的钠盐要低于5克，实际上如果你每天没有做剧烈的运动，没有大量出汗，那你每天摄入2～3克钠盐，就不会出现低钠血症。事实上，我们的口味越来越重。调查研究显示，中国人平均每天摄入的钠盐超过了10克，是世界卫生组织推荐的摄入量的两倍以上，这明显是摄入过量了。

所以请大家记住，我们并不需要吃那么多钠盐，每天只需要吃一点点钠盐，就可以维持身体的正常运转。

摄入过多的钠，对于我们的身体是有危害的。摄入过多的钠，会导致血压升高，增加肾脏的负担，增加冠心病和中风的发病率。这里面的机制非常复杂，要讲明白，会过于专业，我尽量用简单的话讲清楚。举个例子，你吃的饭菜太咸后，体内的钠离子含量升高，会让你产生口渴的感觉，并通过大量饮水来稀释体内的钠离子浓度。但是，大量喝水会导致血容量增加，引起血压升高，甚至加重肾脏的负担。

我们摄入的钾太少了

自然界里的钾存在于天然的蔬菜、水果等食物当中，所以我们的祖先天天吃野菜、野果子的饮食习惯是非常健康的。

根据低钠高钾的饮食原则，世界卫生组织推荐我们每天摄入的钾要大于3.5克，但是研究显示我们国家的居民平均每天摄入的钾是低于2克的。很明显，我们每天摄入的钾是不够的，因为我们吃的蔬菜、水果不够。

钠和钾是一对冤家

尽管钠和钾都通过肾脏排出体外，但是我们的老祖宗摄入的钠少，因此如前文讲过的，我们的身体进化出一套很好的机制——保钠排钾。到了现代社会，情况反过来了，我们吃钠吃得多，吃钾吃得少，但是我们的身体还没有适应这样的情况。大量的研究显示，低钾饮食也会引起高血压。那么反过来，高钾饮食则可以降低血压，降低中风的发生率。

不知道大家有没有听过一种饮食方式，叫得舒饮食（DASH），全称叫作终止高血压膳食疗法。这是一种非常出名的膳食疗法，也是一种非常健康的饮食方式。这种饮食方式的特点就是低钠、低脂、高钾、高钙等。研究显示，这种饮食方式是可以降低血压的，并且效果不输某些降压药。

建议低钠高钾饮食，特殊人群除外

看过这些讲解，各位朋友明白了吗？我们不仅要降低钠的摄入量，还要提高钾的摄入量。简单来讲，摄入过多的钠会增加心脑血管疾病的发病风险，而摄入钾可以保护我们的心脑血管。所以，买低钠盐不是交智商税，低钠盐非常符合我们健康饮食的需求，既降低了钠的摄入量，又提高了钾的摄入量。

《中国高血压防治指南（2018年修订版）》建议，人家要选择高钾饮食。那么，高钾饮食要怎么做呢？

第一，多吃蔬菜、水果。

第二，吃低钠盐。

那么，是不是每个人都可以吃低钠盐呢？也不是。肾功能有问题的人就不能吃低钠盐。

钾是通过肾脏排出去的，因此在你的肾功能出了问题后，你摄入太多钾，就有可能出现高钾血症，这是有一定危害的。肾功能不好的人不仅要限制钾的摄入量，同样要限制钠的摄入量，因为钠也是通过肾脏排出去的，高钠血症对身体同样有危害。

如果你正在服用后面这些类型的降压药，也不适合吃低钠盐，包括"普利"类降压药，例如贝那普利、卡托普利；"沙坦"类降压药，例如氯沙坦、缬沙坦、厄贝沙坦；保钾利尿药，例如螺内酯、依普利酮、阿米洛利。这些药物会影响肾对钾的代谢。服用这些药的患者要谨慎食用低钠盐，遵医嘱。

此外，长期从事大量剧烈运动的人可能每天都挥汗如雨，而汗里面含有钠离子，因此他们每天会损失较多的钠，如果长期吃低钠盐，就有可能出现低钠血症。

除了以上这些人，其他大部分的普通人都是可以吃低钠盐的。有人会说，我就是不想吃低钠盐，我每天做菜的时候少放点盐，每天吃够一斤蔬菜、半斤水果，可不可以？当然可以。你只要记住低钠高钾饮食对我们的身体是有好处的，既可以通过吃低钠盐来实现，也可以通过调整饮食方式来实现。

至于高钾血症，大家不必太担心，只要你的肾功能没问题，基本不会因为吃低钠盐而吃出高钾血症。

电子烟可以用来戒烟吗，有没有危害？

有人问：电子烟到底有没有危害，能不能用来戒烟？

电子烟可以用来戒烟吗？

不一定。

无论是传统的香烟还是电子烟，它们让你上瘾的主要原因是它们里面都含有尼古丁。很多人戒不掉烟，就是因为他们对尼古丁产生了依赖，戒烟之后会有戒断反应。大部分电子烟的主要成分也是尼古丁，因此电子烟也会让你上瘾。

所以，不要听信那些鬼话——抽电子烟可以帮你把烟戒了。实际上你只是换了一种烟抽而已，从对传统香烟上瘾，变成对电子烟上瘾。戒烟的朋友心要狠，一旦决定戒烟，就要做好戒烟后不管多难受，一口都不抽的心理准备，包括电子烟。

电子烟有危害吗？

显然是有的。

前面说了，大部分电子烟的主要成分也是尼古丁，只有少部分电子烟不含尼古丁。尼古丁除了会让你上瘾之外，对你的身体也有损害。如果大剂量地摄入尼古丁，就会中毒，甚至死亡。长期摄入尼古丁，则会对人的心脑血管系统产生一定的损害。

电子烟领域缺乏监管，缺乏国家标准，所以各个厂家生产的电子烟里面的尼古丁含量是不固定的，有的多，有的少。长期抽电子烟，会摄入较多尼古丁，这对身体肯定是有危害的。

不含尼古丁的电子烟就安全吗？也不是的，这些电子烟以丙二醇和甘油作为溶剂，添加了各种香精。这些化学物质被吸入身体之后，会损害我们的肺和心脑血管系统，可能会引发肺炎、哮喘，以及心脑血管疾病。丙二醇在电子烟被吸食的过程中会分解并产生其他有害物质，如甲醛、乙醛。研究显示，在电子烟的烟雾中，甲醛的含量是严重超标的，可能是正常值的10倍，乃至几十倍。想想看，抽电子烟宛如吸甲醛……

甲醛的危害大家肯定都知道：短期摄入过量甲醛，会对呼吸系统、心脑血管系统产生危害；长期摄入过量甲醛，是有致癌风险的。

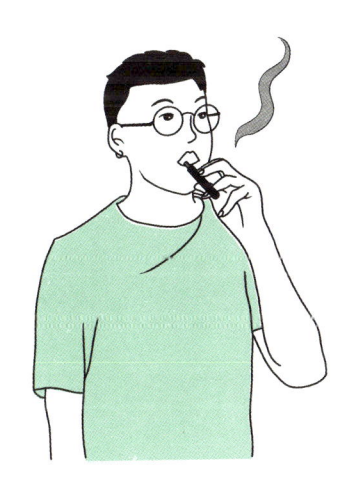

抽电子烟一样有危害，会上瘾

所以，年轻人不要以为电子烟没有危害，也不要以为抽电子烟很时尚，更不要以为抽电子烟可以帮你戒掉传统香烟。如果你戒烟很困难，那么我建议你去医院，医院有戒烟门诊，医生会教你怎样戒烟。必要的话，医生还会开一些药物以替代尼古丁，帮助你戒烟。

如果是之前从不抽烟的年轻人，千万不要去尝试电子烟，不要听别人说电子烟没有危害或电子烟抽起来很酷，就去尝试电子烟，这是不对的。为了健康着想，年轻人最好不要去尝试抽传统香烟和电子烟。

确认过眼神，蚊子最喜欢你这样的人

夏天来了，晚上你跟别人出去游玩、散步，蚊子不叮别人，就叮你。为什么蚊子这么喜欢你呢？肯定是有原因的。

有人说O型血的人最招蚊子，这其实没有科学依据。蚊子没那么厉害，不可能根据人的血型来判断你是不是其目标。

蚊子喜欢哪些人？

蚊子身上有非常多的气味和温度的感受器，它们会寻找符合其要求的人群。以下这些人群是蚊子特别喜欢的。

第一，孕妇和儿童。孕妇和儿童的新陈代谢比较快，呼出的二氧化碳比较多，而蚊子可以感知空气中的二氧化碳，能循着二氧化碳的气味找到你。我儿子（儿童）就特别招蚊子，每次出去玩，身上都会被叮出好多个包。

第二，肥胖的人、爱运动的人、易出汗的人。人出汗的同时会代谢出乳酸，而蚊子闻着乳酸的味道就找到你了。

第三，穿深色衣服的人。蚊子也知道吸血的行为是不对的，要偷偷摸摸的，有了深色衣服的掩护，就敢"行凶"。

第四，爱化妆的人。你化妆、喷香水，把自己弄得香香的，这也是蚊子很喜欢的。化妆之后，皮肤上面残留着一种叫硬脂酸的物质，而蚊子可以根据这种物质找到你。

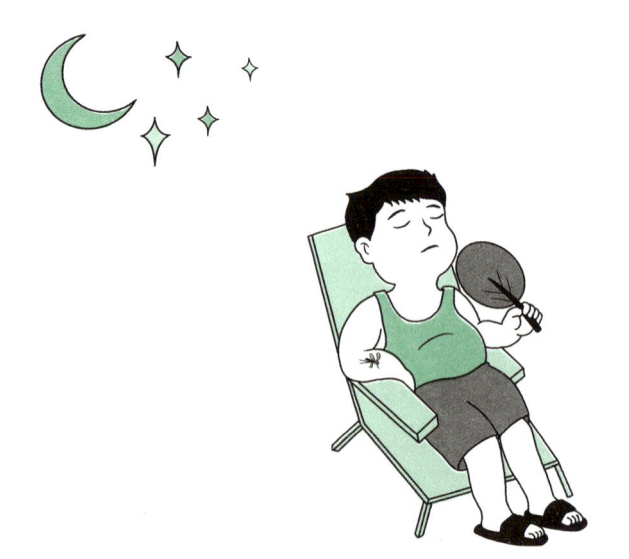

各位读者朋友，你们可以来对号入座了。如果你喜欢穿黑丝袜，喜欢化妆，同时易出汗，那么你就是蚊子最喜欢的人。如果你身边有人特别招蚊子，希望你看完这篇文章，把这些知识告诉他，让他知道自己为什么是被蚊子选中的人。

如何有效驱蚊？

令人讨厌的蚊子就像"渣男"，那么特别招蚊子应该怎么办呢？

我们经常看到的驱蚊手环、香囊，是不是智商税产品呢？告诉你答案，这些东西确实都没什么用。

那么，驱蚊的花露水有用吗？这需要看花露水里有没有驱蚊的成分。目前公认有效的驱蚊成分主要有四种，分别是避蚊胺、驱蚊酯、派卡瑞丁和柠檬桉油。对于这些驱蚊成分，通俗的理解是，它们要么会发出某种蚊子不喜欢的气味，从而让蚊子远离你；要么可以破坏蚊子的"导航系统"，也就是说，让蚊子找不到你。

当然，我们也可以选择盘式蚊香或者电蚊香液。

除了使用这些驱蚊的产品之外，我们还可以采用物理驱蚊的方法，比如穿长袖的上衣和长裤，穿浅色的衣服，在家开着空调（蚊子不喜欢低温的环境），挂蚊帐。

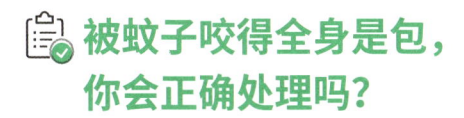

被蚊子咬得全身是包，你会正确处理吗？

被蚊子咬了一个又一个包，特别痒，应该怎么办？

纠正大家的两个错误做法：第一个是涂抹花露水，花露水里面含有酒精，被涂在蚊子咬的地方后会让人觉得很疼，所以千万不要用花露水；第二个是挠鼓包，你会发现越挠越痒，所以千万不要去挠。

正确的做法

第一，被蚊子咬后，马上用凉水冲，若能使用碱性肥皂清洗就更好了。

第二，冲完之后可以冰敷。

第三，家里要常备一点外用的药物，如果瘙痒很厉害，可以外用一些炉甘石洗剂，止痒的效果很不错。

第四，如果炉甘石洗剂不管用，就可以使用激素类药物。一些名字后面带"松"字的药物，就是激素类药物，如糠酸莫米松，可以涂抹在局部，有很好的抗炎止痒的效果。

有的人对蚊子的叮咬特别敏感，每次身上被叮咬之后都会起很大的包，感觉瘙痒，可以口服抗组胺药物，例如氯雷他定，可以发挥很好的止痒效果。

为什么抗组胺药物有效果呢？因为蚊子叮咬你的时候，会释放唾液中的一些蛋白质，这些蛋白质会引起你的身体出现过敏反应，即身体会释放组胺，从而形成皮疹或者瘙痒。对于这种虫咬性皮炎，按照前面所讲的方法，大家在家里基本都可以自己处理。如果真的特别严重，那还是要去医院看医生的。

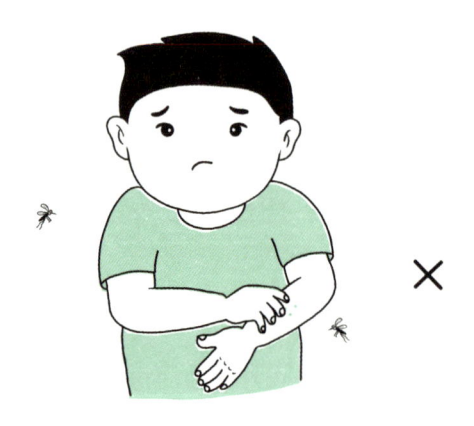

不要去挠蚊子咬出的包，可以冰敷

被蚊子咬后形成的疤痕怎么办？

有人问：被蚊子咬后，身上色素沉着，甚至留下了疤痕，应该怎么办？

色素沉着倒不用太担心，随着时间的推移，色斑会慢慢淡化，只不过这个过程可能比较长，甚至可能要好几个月。

那么，有没有什么好办法可以加速色素沉着的降解，让皮肤变得白皙呢？

第一，一定要做好防晒。可以采取物理防晒，穿长袖上衣和长裤、戴帽子；也可以采取化学防晒，涂抹防晒霜。

第二，千万不要用手去挠。如果你挠破了蚊子咬的包，那么组织愈合的过程中可能会产生更加明显的色素沉着。

第三，使用淡化色素的产品，比如含有烟酰胺、α-熊果苷、377（苯乙基间苯二酚）、维生素C的护肤品，以及含有酸类的护肤品，比如果酸、水杨酸、维A酸。但是酸类产品有一定的刺激性，特别是维A酸，它是药物，一定要在医生的指导下使用。日常使用含酸类的护肤品，一定要从少量、低浓度开始，建立耐受。

那么，被蚊子咬后，身体留下了疤痕应该怎么办？

在早期，可以涂抹一些抗疤的产品，比如硅酮凝胶，以淡化疤痕，抑制疤痕增生。这类产品越早用，效果越好。

如果被蚊子咬后形成的疤痕已经存在很长时间了，用抗疤的产品效果并不好，那么就需要咨询专业的医生，接受专业的治疗，比如注射治疗、放射治疗、激光治疗、手术。所以，大家不要小看蚊子的叮咬，这种叮咬不仅会让你感到奇痒难忍，还会使身体留下疤痕或者产生色素沉着，影响美观。因此，夏天来了要注意防蚊驱蚊哟！

如何快速解决口臭问题？

你追了很久的男神或者女神终于接受你了，但进行到关键时刻，准备亲亲了，你发现对方居然有口臭，你下得去嘴吗？

口臭产生的主要原因是口腔卫生差，刷牙不到位，食物残留在牙缝和牙槽沟里，成为细菌的食物，而产生臭气的细菌大量繁殖，进而导致口臭。口腔清洁没做好，不仅会导致口臭，还会导致牙菌斑、牙结石、龋齿等。那么，怎么解决口臭问题呢？

当然是好好地刷牙，按照巴氏刷牙法，每天至少刷牙两次。我每次吃完饭都要刷牙，一天至少刷牙三次，每次至少刷两分钟，保证每颗牙齿的角落都要刷到。牙缝里面是没办法靠刷牙清洁干净的，所以冲牙器和牙线是需要使用的。

当你不方便刷牙或者想要快速解决口气问题的时候，比如你吃了大蒜或者韭菜，但你很快要出席一个比较重要的场合，那你就可以使用漱口水，因为大部分的漱口水都有抗菌作用，可以杀灭口腔中的致病菌，同时漱口这个动作本身也可以冲掉口腔里面的一些食物残渣。

那么，如何选择合适的漱口水呢？请注意以下两点：

第一点，不要长期使用药物型漱口水。这类漱口水的抗菌作用很强，长期使用的话可能导致口腔的菌群失调。这种漱口水一般是牙医给有口腔疾病的患者用的，例如刚拔完牙或做完牙周治疗的人。

第二点，含酒精的漱口水不要买。在很多人眼中，漱口水都是辣辣的，越辣效果越好。这是一个错误的观念。漱口水辣口，主要是因为里面添加了酒精，酒精可以起到抗菌的作用，但是有一定的刺激性，所以不建议孕妇和小孩使用。现在的漱口水已有更加温和、不刺激的抗菌成分，所以大家购买的时候尽量选择不含酒精的漱口水。

在包装上，可以选择小瓶的包装，能装进口袋的那种，出门约会、开会、旅游的时候都可以带上，非常方便。

打嗝的时候有口臭，
是不是因为憋住的屁逆流了？

有读者提问：如果把屁憋住不放，这个时候恰好打嗝，那么会不会通过打嗝把屁给打出来？如果不会，那为什么打嗝的时候嘴巴好臭？

朋友们请放心，憋住的屁不会通过打嗝给打出来。大家看下面这张图，你的直肠在最下面，直肠里面的屁被你憋住，想要逆流到达胃里是非常困难的：先要经过大肠，我们的大肠有1～1.5米，然后要经过小肠，小肠就更长了，可能有5～7米，最后到达胃。

打嗝的时候，胃里面的气体通过食管跑出来。你想想，从直肠到胃的距离太遥远了，你的屁没有这么神奇，不可能逆流得这么厉害，从大肠到小肠再到胃，这是不可能的。

所以，我们打嗝只是排出胃里面的气体。比如你讲话讲太久，吞入太多的气体，或者喝了很多碳酸饮料（如可乐），这种时候你可能打嗝，把胃里面的气体排出来。

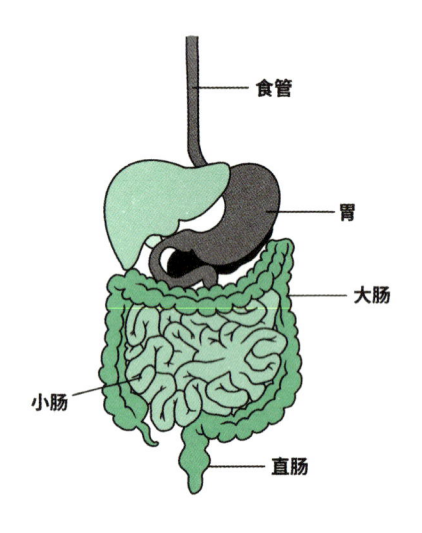

那么，我们憋住的屁都去哪里了呢？

根据物质守恒定律，这个屁不可能凭空消失，对不对？如果你的屁没有被放出来，那么很可能就是被肠道重新吸收了。被重新吸收的气体有一部分可能通过血液循环到达肝脏，被肝脏解毒、代谢掉。如果没有被代谢掉，那么剩余的气体可能随着血液循环到达你的肺，然后在你呼吸或讲话的时候释放出来。

讲到这里，我突然想到一句骂人的话：你说话像放屁！这句话从医学的角度来看，还真是有一定道理的。所以，各位朋友，屁该放就放，千万不要憋着。

你的胃炎都是自己折腾出来的!

得了萎缩性胃炎,真的是胃萎缩变小了吗?

答案是否定的,得了萎缩性胃炎并不是胃真的变小了。我们的胃从外面到里面有好多层,而萎缩性胃炎是最里面的胃黏膜层出现了萎缩。就像农民伯伯种的水稻田,田还在,但是田里的水稻长得不好,开始萎缩。得了萎缩性胃炎,不一定意味着身体出问题了,因为随着年龄增长,我们的胃也会变老,也会萎缩,所以一个七八十岁的人得了萎缩性胃炎,这一点也不奇怪,这是一种正常现象。但是,年纪轻轻的人,只有二三十岁、三四十岁,就得了萎缩性胃炎,那肯定是不正常的。

为什么年轻人也会得萎缩性胃炎?

年轻人得萎缩性胃炎,那肯定是有原因的,比如感染了幽门螺杆菌；长期大量地抽烟、喝酒；喜欢吃重口味的食物；炒菜的时候放太多盐；经常吃不新鲜的蔬菜，如腌菜、咸菜、泡菜；饮食习惯不规律（经常饥一顿饱一顿）；暴饮暴食，饮食毫无节制。这些行为都会损害你的胃黏膜，都有可能造成萎缩性胃炎。

萎缩性胃炎是一种癌前病变，如果你不注意，就有可能发展成胃癌。但是大家也不用过分紧张，一听到萎缩性胃炎就吓得要死，这完全没有必要，因为不是所有的萎缩性胃炎都会发生癌变。

是否会发生癌变，主要看你的萎缩性胃炎有没有一些其他的病理状态，比如肠上皮化生、不典型增生。这两个指标非常重要。不典型增生又可以分为轻度、中度和重度。重度不典型增生或称高级别上皮内瘤变，若发展下去就会癌变了，需要及时处理。如果没有出现不典型增生和肠上皮化生，那么总体来讲，这种萎缩性胃炎癌变的概率是非常低的。

得了萎缩性胃炎，应该怎么办？

得了萎缩性胃炎，还有机会逆转、康复吗？应该怎么办？

第一，定期复查胃镜。如果在复查的过程当中发现了不典型增生，特别是重度不典型增生，那么很可能就需要做内镜治疗，把这些重度不典型增生的部位切掉，防止其发展成胃癌。

第二，做幽门螺杆菌的检测。如果幽门螺杆菌检测的结果是阳性，而你吃药没有禁忌证（例如对多种抗生素过敏，或者存在严重的肝肾功能不全），就吃药来根治幽门螺杆菌。

第三，大部分年轻人得萎缩性胃炎都是自己造成的。所以大家可千万不要再折腾了，保持健康的生活和饮食习惯，一日三餐规律地吃，多吃新鲜的蔬菜、水果，不要抽烟，不要喝酒，不要吃得太咸，要清淡饮食，也不要喝特别浓的咖啡和茶，这些对胃都会有一定的刺激。

经过健康的生活和饮食习惯的调节，以及对幽门螺杆菌的根治，一些得了萎缩性胃炎的年轻人是可以康复的。复查胃镜的时候，发现你的胃黏膜不萎缩了，就好像农民伯伯的水稻田里又长出了绿油油的水稻。所以，各位朋友要爱护自己的胃，要记得养胃是非常重要的。

养胃最好的方式就是保持规律的生活和饮食习惯。希望大家可以做到早睡早起，按时进食，不吃夜宵，保持好心情，戒烟戒酒，多吃新鲜的蔬菜、水果，定期体检。

脚气为何反复发作？

足癣俗称脚气，是由真菌感染引起的，很多朋友都有。这本来是一个小问题，但是脚气容易反复发作，十分讨厌。

脚气的类型

曾医生就来讲一讲为什么脚气不好治。常见的脚气大致可以分为三种类型。

第一类是水疱型，通常见于足趾的中部或者趾间的皮肤，以成群或者散落分布的小水疱为主，水疱干燥以后会发生脱屑，在初期有非常明显的瘙痒或刺痛感。

第二类是趾间糜烂型，最常见于第四、第五趾间和第三、第四趾间，好发于手足多汗、长期浸汗或者喜欢穿不透气鞋子的人群。皮损主要表现为脚趾间糜烂，浸渍发白。除去皮肤表面发白的部分，下方可见红色的糜烂面，有时伴有少量的渗液。患者的瘙痒感十分明显。

第三类是角化过度型，表现为大片的表皮增厚、粗糙、干燥、脱屑，足跟、足缘一到冬天就容易出现皲裂、出血、疼痛，可能合并甲真菌病，也就是灰指甲。

为什么脚气总是反复发作？

有这么几个原因：

第一点，用药的疗程不够。很多人喜欢自己去药店买点药来涂抹，用几天之后不痒了，就不用了。这是错误的。真菌没有那么容易被杀死，所以你应该按疗程坚持用药。例如有的药需要连续使用4周的时间，每天使用1～2次，坚持使用2～4周，或者等症状消失以后再用1～2周。你对比看看，你有这样严格坚持用药吗？

第二点，药物涂抹的范围不够。不要只涂抹有皮损的部位，要适当地扩大范围。皮损周围看起来正常的皮肤也可能有真菌，所以涂抹范围要大，剂量要足，不要舍不得用药。

第三点，鞋袜没有消毒处理。得了脚气，要勤换袜子，千万不要把袜子和内裤放在一起洗，要单独洗袜子，洗完以后暴晒杀菌。鞋子也要及时消毒，因为里面也会藏有真菌。治疗脚气的同时，要把鞋子里面的真菌也杀死。

第四点，灰指甲未同时治疗。有些朋友既有灰指甲，又有脚气，如果只是单纯治疗脚气，那可不行。灰指甲比脚气更顽固，如果只是治疗脚气，那么趾甲上的真菌很快就会再次引起脚气，所以你要在医生的指导下同时治疗灰指甲。除了使用外用的药物，可能还需要口服抗真菌的药物。

第五点，未根据脚气的类型选择合适的治疗方案。水疱型脚气需选择无刺激性溶液或者乳膏；趾间糜烂型脚气需先用温和的溶液、散剂或粉剂将局部收敛，待干燥以后再用其他抗真菌的药物；角化过度型脚气单纯使用外用药物的效果不佳，需要同时口服抗真菌的药物。可外用水杨酸或者复方苯甲酸酊，剥脱含有癣菌的表皮角质层，同时口服抗真菌的药物。

总而言之，千万不要小看了脚气，一定要接受规范化的治疗。

脚气会传染吗？

有人提问：得了脚气会不会影响找对象？一起生活的

话，会把脚气传染给对方吗？

我很遗憾地告诉你，脚气会传染，而且你得了脚气之后，很可能你的脚会比较臭，你一脱鞋，很可能就把男朋友或女朋友给吓跑了。所以得了脚气，为了你自己，为了你的对象，还是应该做治疗的。

那么怎么确诊脚气呢？非常简单，你去皮肤科挂号，让医生取一点皮肤组织，然后放在显微镜下看，如果看见了真菌，一般来说就可以确诊是脚气了。

很重要的一个提示是，脚气会传染。比如你用你的手去挠你的脚，那么这时候你的手上可能就沾满了真菌，就可能引起手癣，也可能引起手部出现灰指甲。如果你的手上沾满了真菌，这时候你又去挠你的屁股，那么你的屁股上也可能感染真菌，形成股癣。将内裤和袜子一起洗，如果没有做好消毒工作，就有可能把袜子上的真菌带到内裤上面，当你把内裤穿在身上，就会感染你的腹股沟。

跟你一起生活且关系很亲密的人也有可能被你传染，从而得脚气，或者身体其他部位长癣。所以，得了脚气，除了接受治疗之外，还有非常重要的一点要注意，你的袜子、擦脚的毛巾要单独使用，不要跟别人混用。而且你的袜子要单独洗，不要跟内裤一起洗，并且洗的时候最好加一点消毒液，或者用高温烘干，或者放在太阳底下暴晒，以杀灭这些真菌。

总体来说，如果得了脚气，就别害臊，赶紧去医院治疗，别耽误，别拖延，不然还会发展成长各种癣。

脚臭太让人难受了,应该怎么办?

前面讲完了脚气,有读者可能会问我:脚气和脚臭是一回事吗?脚特别臭,应该怎么办?

脚气和脚臭不是一回事

脚气和脚臭不是一个概念。脚气是脚部的真菌感染,如果得了脚气,就有可能出现脚臭。但并不是所有的脚臭都是由真菌感染引起的。更多的脚臭是由细菌感染引起的,即脚部细菌大量繁殖,当脚部分泌了太多的汗液时,细菌就会与汗液的成分混合在一起,产生一些非常复杂的气味。

脚臭怎么治?

第一点,每天洗脚。这是最起码的,把脚洗干净了,脚臭的味道就会小一半。

第二点,勤换袜子。不要一双袜子穿好几天才换,最起码一天换一双袜子。建议大家选择那些纯棉的、吸水性好的、比较透气的袜子。

第三点,勤换鞋。一双鞋穿一两年都不换,那也不行。建议大家穿那些透气性比较好的运动鞋,也要经常洗鞋子,经常把鞋子拿到太阳底下晒一晒,保持鞋子里面干燥。

第四点,脚出汗比较多的话,可以外用一些止汗的产品,这在市面上都可以买到。

第五点,每天用温水泡脚,往泡脚水里加一些高锰酸钾或者碘伏[1],这些都可以帮你杀灭脚部的细菌,从而缓解你的脚臭。

做到这几点后,大部分的脚臭是可以缓解的。千万不要自卑,要明白脚臭只是因为细菌滋生,很好处理,而会反复的是脚气,因为那是真菌感染。希望你可以了解这些知识。

---

[1]专业名称为碘附,因日常生活中以及医生用药时都常用"碘伏",因此保留。

内裤总是湿湿的，还有臭味，是怎么回事？

今天给大家普及肛肠科的一种常见疾病——肛瘘。

大部分肛瘘是由肛周脓肿演变而来的。肛瘘，从字面上理解，就是形成了瘘管。大家看下面这张图，你的直肠跟肛门周围的皮肤是连通的，排泄物不从肛门排出，因为这里形成了瘘管，从肛门周围的皮肤这里开了一个小口子，从而就有少量的分泌物通过这个通道排泄出来。

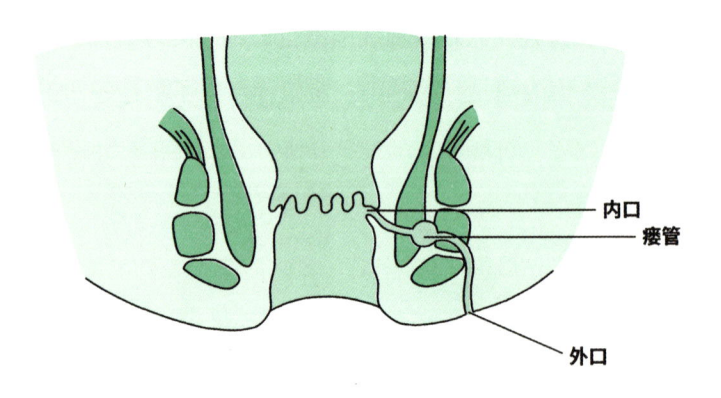

很多患者以为自己肛门周围长了一个痘痘，这个痘痘有时候表现为红肿疼痛，等到破溃之后就不那么疼了，而且破的时候会有脓水或恶臭分泌物流出来。所以，有人感觉自己的内裤经常湿湿的，上面还有一些粪便和恶臭味。

肛瘘有时候有不止一条瘘管，可能有好几条瘘管。外口非常容易愈合，愈合之后，这个通道就不通了，这个时候可能从旁边的地方再跟肛门周围的皮肤形成新的瘘管，所以有好几条瘘管，就像地道战的地道或者兔子的窝一样。而我们说狡兔三窟，兔子有好几个窝，形成好几条通道，这就是复杂性肛瘘了。

得了肛瘘，应该如何治疗呢？

目前，治疗肛瘘只有做手术这一种选择。肛瘘的手术怎么做呢？有很多种方式，最简单的是把肛瘘切掉，也就是进行肛瘘切除术。还有一种办法是彻底地切开引流，把里面的坏死组织刮除干净，然后让伤口慢慢愈合。还有一些非常复杂的肛瘘，可能需要采取挂线疗法，还可能需要分次做手术。

总而言之，肛瘘不做手术是好不了的，而且应该尽早做手术，在肛瘘只有一条瘘管的时候做手术，效果最好。如果肛瘘已经形成了多条通路，那么手术就很难做了，肛瘘还很可能复发。

　　肛瘘这种病在男性朋友中高发。我发现很多男性朋友真能忍，天天内裤上面有脏脏的分泌物，有臭味，但你怎么劝他，他都不肯做手术。难怪说臭男人，臭男人。你说说，谁会喜欢这样的臭男人？

你知道减掉一斤脂肪，要做多少运动吗？

想要减肥，到底是控制饮食更重要，还是运动更重要？我毫不客气地告诉大家，管住嘴更重要。

你知道减掉一斤脂肪，需要做多少运动吗？如果单纯快走，要走几十千米；如果跑步，那么跑一个马拉松也瘦不了一斤；如果骑自行车，要骑100多千米；如果跟心爱的人做爱，需要50次以上。大家看看吧，想要单纯通过运动来减肥有多么困难。

每减掉一斤脂肪所需的运动量

	59千克的人	73千克的人
疾走（6千米/时）	85千米	67千米
跑步（12千米/时）	58千米	46千米
骑车（19~23千米/时）	154千米	127千米
做爱（中等程度）	79次	64次

甚至我们经常会听到有人说，怎么越运动，人还越胖呢？

那极有可能是你运动之后没管住嘴。比如你运动了一个小时，然后想要奖励一下自己，喝了一瓶可乐。那你这一个小时就白运动了，甚至你再运动一个小时都没有办法消耗这一瓶可乐所带来的热量。

管不住自己的嘴，单靠运动是很难瘦下来的。单纯从减肥的角度来讲，管住嘴比运动重要多了。当然我不是否定运动对我们身体的好处，我只是告诉各位，对于减肥，控制饮食比运动更加重要。这也就是为什么很多人不运动，但身材还是保持得很好。想要瘦，请管住你那爱吃的嘴。

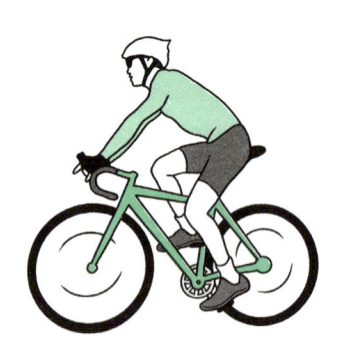

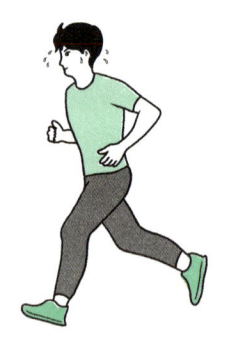

每天睡多久合适？

北京2022年冬奥会冠军谷爱凌曾在公开场合表示，她成功的秘诀在于每天睡10个小时。很多贪睡、赖床的网友一下子像找到了盟友一样，为自己贪睡找到了借口。另一部分爱熬夜的人则提出了质疑：人每天真的需要睡这么久吗？

曾医生就来讲一讲正常情况下，人每天应该睡多久，几点钟睡最好。

每天睡几个小时才够？

回答这个问题恐怕要因人而异。只要你第二天感觉精力充沛，做事有干劲就可以了。但对大多数人来说，应该有一个时间范围。《美国心脏病学会》杂志曾经发表过一篇文章，说人每天睡6~9个小时是比较合适的，若睡不够6个小时，心肌梗死的风险会增加20%；若睡眠时间超过9个小时，心肌梗死的风险会增加34%。另外一项研究针对的是中国、日本等亚洲国家的人群，总共有32万人被纳入研究。研究发现每天睡7个小时是最合适的，睡眠时间小于5个小时或者大于10个小时，死亡的风险都会增加。

晚上几点睡最合适？

最新发布的一项研究（有8.8万人被纳入研究）显示，每天晚上10～11点之间睡是最合适的，因为在这个时间段内睡，心血管疾病的发病风险最低。晚上10点之前睡，心血管疾病的发病风险增加24%；晚上11～12点之间睡，心血管疾病的发病风险增加12%，比晚上10点之前睡要好一点；晚上12点以后睡，心血管疾病的发病风险增加25%，此时睡的发病风险是最高的。

这项研究非常有意思，它发现睡眠时间与心血管疾病的发病风险因男女性别的不同而有差异。对于女性，晚上10点之前睡，心血管疾病的发病风险增加34%；晚上12点以后睡，心血管疾病的发病风险居然增加63%。而对于男性，晚上10点以前睡，心血管疾病的发病风险增加17%，但晚睡不会增加心血管疾病的发病风险。从这一点来讲，男性似乎更适合熬夜。而且，无论男女，晚上10点之前睡都会增加心血管疾病的发病风险。

所以，大家清楚了吧，根据自身的情况每天睡6~10个小时就够了。建议晚上10~11点之间睡觉，这样是最好的。希望大家都能睡好，精神好。

熬夜以后如何补觉？

我昨天值夜班，没有睡觉，回到家最难过的是什么？最难过的是我睡不着了！熬夜以后，想补觉却睡不着，应该怎么办？

第一，晚上熬夜的时候，把灯开到最亮，欺骗你的大脑，让你的大脑以为你还生活在白天。

第二，下了夜班，回到家，睡觉前把窗帘都拉上，让房间变得很暗，并且戴上眼罩，让你的大脑以为时间已经到晚上了。总之，想尽办法让你的大脑以为现在是晚上。

如果还是睡不着，怎么办？可以适当吃点褪黑素。褪黑素对于倒时差或者上夜班造成的入睡困难是有效果的。

同时，建议各位朋友白天补觉不要睡得太久，不要从上午睡到下午，否则晚上又要睡不着了，睡两三个小时就够了，睡醒后起来吃个午饭。下午活动一下，早点吃晚饭，不要吃得太饱，晚上早点睡，这样可以保证第二天起来的时候精神饱满。

  我熬夜后补觉的秘籍就教给大家了。最后还要告诉各位读者，最好不要熬夜，要知道补觉只能尽可能减少熬夜对我们身体造成的危害，却不能完全消除，因为熬夜造成的一些身体伤害是不可逆的。

曾医生让你早知道2

第三章
救命常识早知道

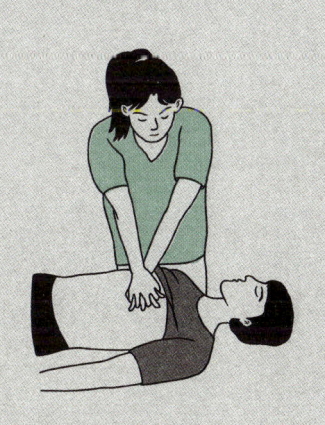

生活中难免会遇到突如其来的意外，如心脏骤停、异物堵塞气管、鱼刺卡喉。面对意外，我们要了解一些急救常识，才能在关键时刻救自己、救他人一命。除了了解急救常识之外，我们也要懂得分辨身体发出的求救信号，千万别大意，早做预防。

学习正确的心梗急救办法，关键时刻可以救命！

一个人出现急性胸痛，疑似心肌梗死，应该怎么急救？

我先问问大家下面这几种办法对不对：第一，用力拍打肘窝；第二，用力捶胸口；第三，用力咳嗽；第四，舌下含服硝酸甘油或者口服速效救心丸；第五，嚼服阿司匹林。你认为哪个办法是正确的？其实这些办法都不正确，都有可能加速患者的死亡。

关于心梗的急救，我们先来了解一下急性心肌梗死的表现。

急性心肌梗死的表现

急性心肌梗死患者往往表现为急性的、剧烈的胸痛，有压榨感和濒死感。情况不典型的时候，患者可能出现牙疼、手疼、胳膊疼，甚至胃疼。疼痛还会放射到后背，同时可能伴有大汗淋漓、恶心呕吐。特别是既往有冠心病史，发作过心绞痛的人，如果突然出现这样剧烈的疼痛，就更要考虑急性心肌梗死的可能。

错误的急救方法

对于用力拍打肘窝，我想说你是不是武侠小说看多了？用力拍打肘窝怎么可能疏通心脏的血管，难道你真以为可以打通任督二脉吗？不可能的。拍打肘窝不可能让已经闭塞的冠状动脉重新通畅。急性心肌梗死患者本来就已全身缺血、缺氧，再用力拍打肘窝，这不是加重病情嘛！

全力捶胸口和用力咳嗽，同样是没有效果的。这些剧烈的动作反而会加速消耗氧气，让患者的病情变得更严重。

那么舌下含服硝酸甘油有效果吗？硝酸甘油可以扩张血管，对于心绞痛是有效果的，但对于急性心肌梗死，效果微乎其微，而且吃得不对反而会加重病情。硝酸甘油不仅可以扩张心脏的血管，也可以扩张全身的血管，从而降低血压。如果急性心肌梗死患者的情况严重，血压已经很低了，这个时候再含服硝酸甘油，就会进一步降低血压，加重病情，甚至危及生命。

那么吃阿司匹林可不可以呢？阿司匹林可以抑制血小板聚集，抑制血栓形成。如果是急性心肌梗死，吃阿司匹林是有效果的。但是仅仅凭患者胸痛，我们是无法确定患者是否为急性心肌梗死的。如果判断错误，患者得的是另外一种疾病——主动脉夹层，这时候让患者吃阿司匹林，就有可能导致大出血。如果主动脉夹层破裂，引发大出血，那就非常危险了。

所以各位读者朋友，如果你没有学过医，没有专业的医学知识，千万不要让患者胡乱吃药。

正确的急救方法

那么，按照正确的急救方法，我们应该怎么办呢？

第一点，立即拨打120，请专业人士来诊断、治疗。

如果是你自己突然发生心肌梗死，那你还可以打电话给你最亲近的人。因为你可能已经非常虚弱，你的体力只够支撑你打一个电话，那么打给你最亲近的人会更好，这样可以用非常简单的几句话就说清楚情况：我在家，我胸痛，我可能得了心梗，赶快帮我打120。你的亲人这时再打120，可以把其他详细的情况告诉医生。如果你直接打120，面对医生要询问的一系列情况，包括你住在哪里，叫什么名字，那么你有可能讲着讲着就讲不出话来了，或者昏过去了，医生可能都不知道你在哪里，就没有办法来救你。

第二点，尽量不要移动患者，不要让他做剧烈的运动。要让患者减少活动，以一个舒服的姿势躺着或者坐着。

如果突然发生心肌梗死的人是你自己，并且家里没有其他人，你的亲人朋友还没赶到你的住处，那么你要尽量慢慢地挪到门边，把门打开，让医务人员稍后可以顺利进来救你。

第三点，稳住患者的情绪，让他千万不要激动，一定要保持镇定。千万不要紧张，不要大吼大叫，尽可能避免任何增加心脏负担、增加心肌的耗氧量的活动，这些活动会让心梗的症状变得更严重。

第四点，家里有条件的话，可以密切监测患者的血压，给他吸氧。

最后一点，如果患者突然出现了心跳和呼吸骤停，要立即为患者做心肺复苏。以下图这样的手势放在他的胸骨中下三分之一的部位，每分钟按压100次，每按压30次做2次人工呼吸。如果你不会做人工呼吸，就一直按压。

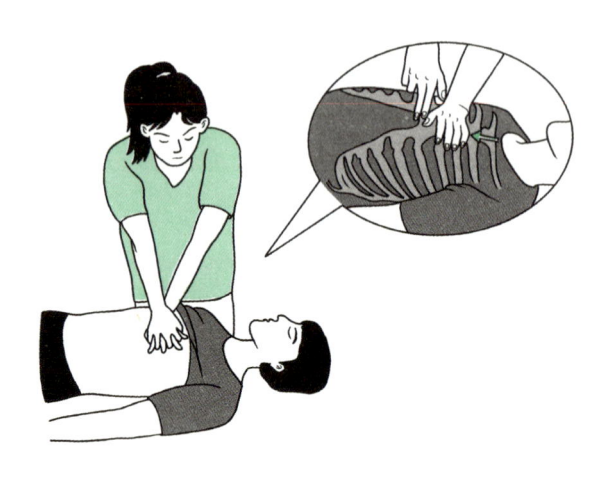

最重要的一点是，急救的医务人员到了之后，要听从医务人员的安排，千万不要耽误时机。对急性心肌梗死患者的抢救有一个"120原则"，就是尽可能在120分钟以内疏通心脏内堵塞的血管，恢复心脏的血液供应，这样才能取得好的救治效果。如果错过了黄金抢救时间，就有可能留下很严重的后遗症，甚至导致死亡。

再给大家做一下小结：碰到一个出现急性胸痛，疑似心梗的患者，要保持镇定，立即拨打120，让患者躺下或者坐着休息，千万不要给患者拍肘窝、捶胸口，也不要让患者胡乱吃药。希望大家可以掌握这些急救知识，因为你无意间的一个小举动可能就挽救了一条生命。

等待救护的过程中要不要吃药？

虽然前面我已经说了，尽量不要随便吃药，但还是会有读者问：假如吃点药能够缓解症状呢？关于吃药，我再详细地讲一下。

通常被用于急救的药物有这些：速效救心丸、硝酸甘油、阿司匹林。如果是你自己发生心肌梗死，而且你身上没有携带这些药物，需要你起身去翻找，并且一时半会儿可能找不到，那么就不要去找，因为你急切地来回翻找，只会增加心肌的耗氧量。

实际上对于急性心肌梗死患者，舌下含服硝酸甘油或者口服速效救心丸的效果是有限的。这些药用于心绞痛的效果可能会好一些，因为心绞痛发作的时间一般比较短，只有3~5分钟。

急性心肌梗死发作的时间一般要超过15分钟，所以急性心肌梗死患者含服硝酸甘油的效果并不好，还可能增加危险。因此在含服硝酸甘油之前，如果你身边有家人，就让家人帮你测量一下血压，如果血压偏低，就不要含服硝酸甘油。硝酸甘油会扩张心脏及外周的血管，让你的血压更低，导致你的脑血管供血不足，从而增加危险。

那么，能不能吃阿司匹林呢？对于急性心肌梗死患者，服用阿司匹林是有效果的，而且为了让药物快速生效，不要直接吞下去，要嚼碎了咽下去。此时建议服用阿司匹林的剂量是300毫克。如果不确定是心肌梗死，可能是另一种疾病，如主动脉夹层，那么服用阿司匹林可能会引发大出血。

总结一下重点，在等待救护的过程中，如果血压正常，就可以舌下含服硝酸甘油或者口服速效救心丸，但不建议吃阿司匹林。除非你有医学经验，并且你非常肯定眼下的情况就是急性心肌梗死，否则不要吃阿司匹林。

阿司匹林不可胡乱吃，副作用你一定要知道！

讲心肌梗死的急救知识时，我们特别提到，不建议在未确定病情的情况下吃阿司匹林，会有危险。

有一次，曾医生值班时就碰上了一位急诊患者，因为吃阿司匹林引发了病情。这位患者的病情不是心肌梗死引起的，而是长期吃阿司匹林所导致的副作用。所以，曾医生认为有必要对阿司匹林的相关医学知识做一下科普。

这位急诊患者长期吃阿司匹林导致胃穿孔，这就让强酸性胃液流到腹腔里面了。我们给他做了腹腔镜的探查，发现肚子里面有几千毫升的脓液，胃窦的位置有一个直径一厘米左右的孔。他吃的药甚至也通过胃上烂的洞跑到腹腔里去了，我们在腹腔镜下可以清楚地看到一粒药。

接下来我们给他做了一个腹腔镜下的胃修补术，把这个洞缝起来了。说实话，这个手术有很大的风险，为什么呢？

因为他长期口服阿司匹林，这种药有抑制血小板聚集和释放的作用，对凝血会有影响。做手术的时候，我们可以明显地感觉到手术刀稍微碰到这个患者，他就出血了。

大家可能不知道，患者接受手术前，医生会要求患者停用阿司匹林一段时间。但对于急诊患者，如果你等几天再给他做手术，那他早就出现脓毒性休克（又称感染性休克），人就没了。无奈之下，我们只能硬着头皮给他做手术，但术中和术后出血的风险都是显著增加的。所以，做手术的时候，我们要非常仔细，非常认真，动作要非常轻柔，尽量避免出血。好在手术很顺利，这让我们长舒一口气。

在这里，曾医生告诫各位朋友，如果没有病，就不要胡乱吃药。

一些中老年朋友听说阿司匹林对于缓解心脑血管系统疾病有利，不听医生的话，自己直接买药吃。这种做法是不可取的。是药三分毒！阿司匹林确实是一种好药，拯救了很多心脑血管疾病患者，但是也有副作用。长期服用阿司匹林会出现胃肠道不适，出现胃穿孔，引起胃肠道出血，而且这些副作用在阿司匹林的说明书上面写得清清楚楚。

大家吃药一定要遵医嘱，如果医生诊断你有病，必须吃药，咱们就吃。如果医生告诉你不需要吃药，那么千万不要自己去药店买药来吃。如果身体不舒服，及时来医院就诊即可。

高烧三周不就医，这位患者的教训太深刻了！

之前看到一个病例，一个女孩差点丢了性命。大家千万不要学她，非常危险！

家住深圳的阿芳今年36岁，一个月之前吃了寿司，之后出现了腹痛、腹泻、发热的症状，但是她没有去医院看病。当时疫情比较严重，她担心因发热去医院看病会被隔离，所以她自己在网上查了一些资料，然后自己买药吃，就这样坚持了三周。

但症状没有好转，反而越来越严重，出现了高烧40℃、精神萎靡、嗜睡、反应迟钝的现象。最后，她被家人送到医院。到医院之后，阿芳已经出现了感染性休克、多器官功能衰竭，以及死亡三联征——严重的低体温、严重的酸中毒、凝血功能障碍，病情非常严重。她住进了ICU，最后经过医生积极抢救才转危为安。

医生在阿芳的体内发现了大量的沙门菌，初步判断她是因为吃了大量生冷的寿司，导致食物中毒，出现急性胃肠炎的症状，最后引发全身的脏器功能衰竭，出现休克。

这个病例给了我们非常多的警示。

第一点，一定要少吃生冷的食物。像寿司这类带有生海鲜的食物很容易变质，或被沙门菌污染，会让我们吃了之后患上急性胃肠炎，引发上吐下泻、发烧、腹痛这样的症状。

第二点，生病后千万不要自己胡乱用药，出现发热、腹泻等很严重的情况时，还是应该去医院看病。发热了，就一定要去看发热门诊。虽然现在是特殊时期，你去发热门诊看病需要做核酸检测，但不会被隔离。如果你的核酸检测结果是阴性，那么医生会结合你的病史、血常规、CT检查等来综合判断。医生判断你未患新冠肺炎，就会让你去其他科室看诊。万一你患了新冠肺炎，你不去医院看病，传染给周围的人，那不是更危险嘛！

第三点，新冠肺炎除了发热之外，还有很多其他症状。感染新冠病毒后，可能会出现以下症状：发热、干咳、乏力、嗅觉味觉减退或丧失、鼻塞、流涕、咽痛、结膜炎、肌痛、腹泻。大家可以对照看一下，如果你出现了这些症状当中的一个或多个,那么一定要去医院看病。特别是从事高危职业的人群、接触入境物品的人群和国外来的人,一定要引起高度重视,不要自己胡乱吃药。

除了性行为，这些行为也可能让人感染艾滋病

一个洁身自好的女孩，没有乱搞男女关系，怎么会突然得了艾滋病？因为她犯了一个很多人都会犯的错误。

艾滋病是由人类免疫缺陷病毒感染引起的综合征。艾滋病除了通过性生活传播，还可能通过母婴传播，通过血液和血液制品传播。也就是说，如果你的皮肤黏膜有破口，接触到艾滋病患者的血液或者带有艾滋病病毒的体液，你就有可能感染艾滋病。

前面讲的这个女孩得艾滋病，可能是因为她去不正规的整形美容机构做了文眉、打耳洞、文身或者注射美容等。如果不正规的整形美容机构先给一个艾滋病患者做了这些项目，未彻底消毒器具，再给你做，你就有可能感染艾滋病。除此以外，以下这些行为也有可能让人感染艾滋病：与艾滋病患者共用针头，共用牙刷，共用剃须刀。

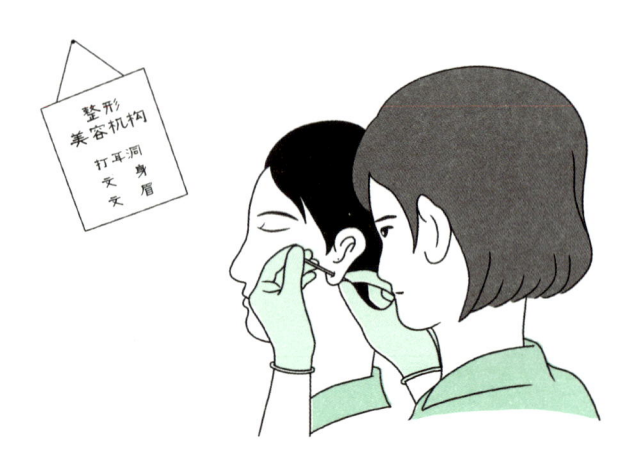

所以，曾医生在此提醒各位朋友，如果你要去做整形美容项目，比如文眉、文身、洗牙、美牙，一定要选择正规可靠的机构。如果你不小心暴露了，即皮肤的伤口接触到了艾滋病患者的血液和体液，那么这个时候应该怎么办呢？首先，赶紧用大量清水冲洗伤口；其次，使用消毒液（如75%乙醇溶液）消毒；最后，马上去专门的传染病医院或疾控中心。最好在2个小时以内吃上艾滋病阻断药物，其阻断病毒复制的效果更好。当然，24小时之内吃上艾滋病阻断药物也是有效的，但越早吃，越早接受筛查，效果越好。这些阻断药物一般要吃28天，你要定期接受筛查。

手指末端肿大是多种疾病的标志

检查一下你的手指末端，有没有肿得像个小棒槌一样？小心，这有可能是肺癌的标志之一。杵状指的特征是手指或者脚趾的末端增生、肥厚，指（趾）甲从根部到末端拱形隆起呈杵状。杵状指的发生机制可能跟肢体的末端慢性缺氧、代谢障碍和中毒损害有关。缺氧的时候，肢体末端的毛细血管扩张、增生，导致软组织增生，肢体末端肿大。

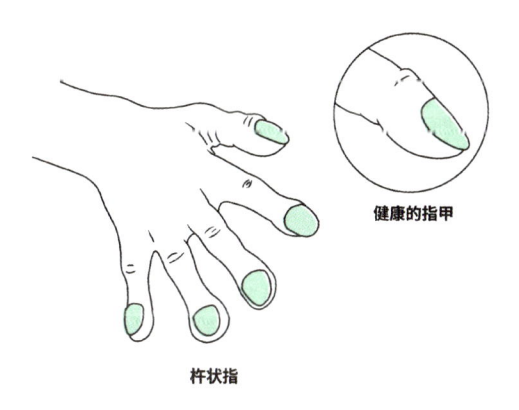

健康的指甲

杵状指

出现以下这些疾病的时候，人就可能产生杵状指。

第一是呼吸系统疾病，例如慢性肺脓肿、支气管扩张、肺癌；第二是某些心血管系统疾病，例如亚急性感染性心内膜炎、发绀型先天性心脏病；第三是消化系统疾病，例如肝硬化、溃疡性结肠炎、克罗恩病、肠结核；第四是其他的疾病，例如慢性肾盂肾炎、甲状腺功能亢进、慢性粒细胞白血病、慢性中毒（因接触砷、磷等中毒）。

所以，各位朋友检查一下自己或者身边的亲戚朋友有没有杵状指。如果有杵状指，合并咳嗽、咳痰甚至咳血，以及胸闷气促等，那么应该去呼吸科就诊，排除支气管扩张、肺癌等情况。

如果有杵状指，并伴有心慌、乏力、气促、头晕、身体发紫等情况，那么应该去心内科看一看，排除心脏疾病。

如果有杵状指，合并腹泻、腹痛、食欲减退、消瘦、黄疸等，那么应该去消化内科查一查，排除消化系统疾病。

如果有杵状指，并伴有突眼、心情急躁、易怒、心跳快、手抖等情况，那么应该去内分泌科查一查，排除甲状腺疾病。

如果有杵状指，合并尿频、尿多、腰疼、水肿等情况，那么应该去肾内科看一看，排除肾病。

如果有杵状指，合并淋巴结肿大、脸色苍白、贫血、活动后气促、出血倾向、月经量多、刷牙之后流血不止等，那么应该去血液科查一查，排除白血病。

总而言之，发现杵状指后不容忽视，应该去医院好好检查一下。不要以为这只是手指（或脚趾）的问题，要知道我们身体的表现很多时候都是疾病的信号，我们要了解这些知识。

皮肤上的大痘痘里挤出来的东西那么臭!

你的皮肤上有没有长过那种特别大的像黑头一样的痘痘?有时候戳破这样的痘痘,还可以挤出来像牙膏一样的脓肿物,气味特别臭,有朋友说像屎一样恶心。

你挤完痘痘之后,痘痘看着是变小了,可过一段时间,痘痘又变大了,甚至有时候会出现感染、红肿热痛、流脓的情况。这样的痘痘究竟是什么东西呢?这叫表皮样囊肿或者表皮囊肿,也有很多人把这样的痘痘叫作粉瘤或者皮脂腺囊肿。

表皮样囊肿是怎么形成的呢?原因并不是很明确。这种皮脂腺囊肿有一个囊壁,这个囊壁来自表皮的复层扁平上皮细胞,有可能是原发的,也有可能是创伤或者粉刺把毛囊的细胞带到皮肤的真皮层后长出来的。

那么,这种囊肿需不需要治疗呢?

如果这种囊肿对你的正常生活没有影响，你也没觉得不美观，那么就可以不处理，定期观察即可，因为这种囊肿可能会自行消失或者不再变化。

如果你觉得不美观，或者囊肿已经发炎了，出现了红肿热痛，甚至已经化脓并形成了脓肿，表面破了，脓水流出来了，那么就应该去医院看看。

如果脓肿没有破，那么做个小手术把囊肿切除，把囊壁去除干净就可以了。只要形成了脓肿，就要切开囊肿，引流脓肿，清理干净，再把囊壁去掉。这时留的疤就会比较大，不好看，而且伤口愈合得比较慢。

有人问：这种囊肿会不会复发？只要做手术把囊壁去除干净，这种囊肿的复发率就不高。

想要做这个手术，需要挂皮肤科的号还是普外科的号呢？答案是都可以，但具体到某个医院可能有区别，挂号前最好确认一下。切这种囊肿是非常小的手术，只需局部麻醉，当天做完当天就可以回家了。

被鱼刺卡住了怎么办？

歌手张杰有一次上热搜了，不是因为唱歌，而是因为他吃鱼，鱼刺卡在食管里，他连夜挂急诊，做胃镜把鱼刺取了出来。我看了一下新闻图片，那根鱼刺还是很大的。曾医生必须说，他的做法是正确的，值得所有人学习。

有人可能会说：鱼刺卡到喉咙里，不是喝醋、吞饭团就可以顺下去吗？读者朋友们，这就是典型的错误做法啊！

喝醋能软化鱼刺吗？当然不可以。不然，你来做实验看看。你拿一根鱼刺放到碗里，然后往碗里倒满醋，你看看这根鱼刺能不能被软化。实际上，你喝醋的时候，醋很快就经过喉咙进入胃里了，醋不可能一直泡着这根鱼刺，所以喝醋是没有用的。

那吃点饭团，吃点馒头，能不能把鱼刺咽下去呢？理想的情况是鱼刺不粗，被饭团或馒头包裹着顺下去了，顺利到达胃里。实际上，鱼刺但凡粗一点，就极有可能划伤喉咙，甚至食管，这是非常危险的。

鱼刺所卡的部位不同，处理办法也不一样

正确的做法是，如果鱼刺卡在你的舌根部，也就是卡在扁桃体这个地方，那么你可以试着用力咳嗽，说不定可以把鱼刺咳出来。咳一咳后，如果感觉鱼刺还是卡在那里，让人不舒服，那么你可以张大嘴，让你的家人用筷子把舌头按下去，看看能不能看见鱼刺。如果看得见，可以用筷子或者镊子把鱼刺夹出来；如果看不见，或者觉得鱼刺已经掉到食管里面了，那么赶紧去医院吧，不要自己处理了。

感觉鱼刺还在喉咙里，你可以先挂耳鼻喉科。耳鼻喉科医生有专门的设备，例如喉镜，可以帮你看一看。如果鱼刺确实在喉咙处，医生就可以帮你取出来。如果鱼刺掉到了食管里面，那么你应该去挂消化内科。

鱼刺卡在食管里别大意

鱼刺卡在食管里是最危险的，因为食管周围有大血管，有心脏发出来的主动脉。鱼刺非常尖锐，万一扎破了食管，

扎到主动脉，就非常危险了。如果主动脉被扎出了一个洞，那么身体很快就会出现大出血，甚至等不及抢救，在几十秒之内就会出现失血性休克。所以，鱼刺卡在食管里面，一定要尽早找消化内科医生做胃镜，把鱼刺取出来。

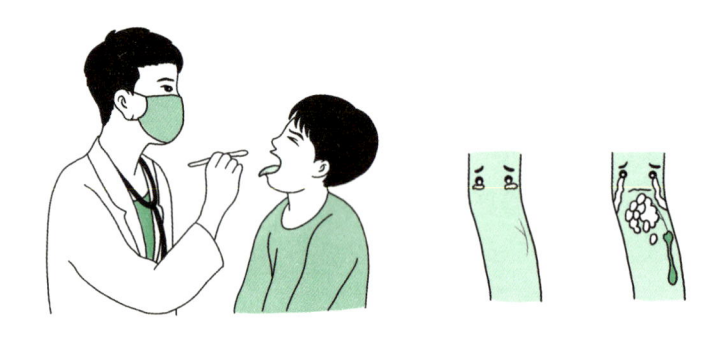

被鱼刺卡住了，千万别吞饭团

如果鱼刺再往下掉，从食管掉到了胃里，那么我们也可以利用胃镜把鱼刺取出来。但胃里的空间是很大的，如果你吃了大量的食物，致使鱼刺跟食物混在一起，医生做胃镜的时候就有可能看不见鱼刺，所以鱼刺在胃里不是百分之百可以取出来的。当然，鱼刺在食管里也不是百分之百可以取出来的，如果鱼刺已经扎破食管，并且扎得比较深，就要做手术才能取出来。如果鱼刺接着从胃里往下走，到达小肠或者大肠，扎破了肠管，那就归我们普外科管了，我们也需要给你做手术。如果鱼刺把你的小肠扎了一个洞，那么我们就要做手术，把你的肚子打开，把鱼刺取出，再把扎破的小肠缝起来。如果鱼刺扎破了大肠，解决方法也是一样的。

小小的鱼刺也是会给人带来生命危险的，所以大家吃鱼的时候一定要仔仔细细、认认真真，不要分神，不要讲话，不要哈哈大笑。万一被鱼刺卡到，千万别按错误的做法去做。

酒后憋尿，膀胱炸了

喝完酒之后不上厕所，憋住尿，这并不能说明你的肾功能很强。小心把膀胱憋胀了，憋破了。

曾医生在急诊的时候碰到过这样一个患者，他前一天晚上喝了很多酒，但是没有去上厕所。第二天早上，患者被剧烈的疼痛给疼醒了，他下腹非常疼，于是赶紧来医院。检查后，我们发现他的肚子特别胀，硬得跟砖头似的。我们给他做了CT检查，发现肚子里面有很多液体，便随即给他做了穿刺，抽出来一些不凝的血液，同时发现他的膀胱有一个裂口。各位朋友，原因找到了，正是膀胱破裂。泌尿外科将他收入院，紧急做了手术。

为什么会出现膀胱破裂呢？

患者喝了很多酒，按道理来说他应该会产生很多的尿液，会觉得膀胱很胀，想要去厕所排尿。这是很正常的反应。

但人喝了很多酒之后，酒精会麻痹人的大脑，麻痹人的神经，让人对排尿的反射不敏感。而尿液越积越多，导致膀胱越撑越大，在轻微的外力作用之下，膀胱就有可能破裂，甚至在没有任何外力的情况下，膀胱出现自发性破裂。这是很危险的。

尿液漏到肚子里，会污染肚子，甚至让人体出现休克，危及生命。

希望各位朋友记住，要少喝酒，喝酒之后一定要勤上厕所，千万不要憋尿。不上厕所说明肾功能很强，这是一个错误的认识。

吃了三年酵素,肠子都变黑了

最近看到一个新闻,一位阿姨吃了三年酵素,肠子表面变得像蛇皮一样黑。这是什么病呢?这种病叫结肠黑变病。得这种病,跟吃酵素没有直接关系,但如果酵素里有泻药成分,那就要另当别论。

酵素最早是从日本引进的。现在市面上卖的酵素产品一般都是水果或者蔬菜的发酵产物,里面有一些维生素或者膳食纤维,吃了之后对我们的身体是有一定好处的。但是效果也远远没有广告介绍的那么好,比如美容养颜、减肥、清肠毒、排宿便,没有宣传中那么神奇。所谓清肠毒、排宿便,实际上都是伪科学,医学上并没有"宿便"这个概念。你天天吃酵素,还不如多吃一点新鲜的蔬菜、水果。

有些朋友会说:我吃了酵素之后,确实瘦下来了,大便确实通畅了。那你可要非常小心了,看一下配料表,里面有没有偷偷添加泻药。决明子、番泻叶、大黄、芦荟等都是泻药的成分，也叫刺激性泻药或蒽醌类泻药。服用含泻药成分的酵素确实有通便的效果，但这种通便方法很容易让人对其产生依赖性。长期服用这样的酵素，你就会跟这个阿姨一样，肠子变黑，得结肠黑变病。别人的肠子都是粉嫩的，而你的肠子会变得像黑色蛇皮一样。

如果你有慢性便秘，就应该去医院看病。医生有很多更安全、更温和的泻药，可以让你长期服用，吃了之后不会出现结肠黑变病。所以，千万别随便买酵素来吃。

小小的胆囊结石差点要了他的命

不知道一些患者和患者家属是怎么想的，来医院看病，听到医生说让做手术，就持怀疑态度，以为医生要骗他们，就是要赚钱。希望医患之间能越来越互相信任。

前些天，我在急诊接诊了一位中年男性患者，他右上腹疼痛。待他做了B超，我发现他的胆囊肿得很大，胆囊里面有多发结石，炎症也很严重，血白细胞有2万多单位。正常人的血白细胞应该在1万单位以下，他的血白细胞呈现出明显的升高。

很明显，他的病症是由胆囊结石引起的急性胆囊炎。随后我就跟患者及其家属交代病情，我说你的急性胆囊炎还是很严重的，考虑做手术吗？可以考虑把胆囊切掉。一听到这里，患者及其家属就不高兴了，提高嗓门说："为什么要切胆囊？我们不切，我们要输液！"

我说："你这个炎症挺严重的，输液不一定管用，且可能延误并加重病情。即使这次输液输好了，以后也可能复发。而且你的胆囊里有那么多结石，吃药是不可能让这些石头消失的。从原则上来说，只要胆囊结石发作过，急性胆囊炎患者都应该考虑把胆囊切掉。"

我把利害关系好好说了一通，但患者及其家属就是不听，坚决拒绝切除胆囊，甚至讲了一些比较难听的话。

既然这样，我就没有必要再劝了。患者后来自己签字，拒绝手术，要求输液治疗，自愿承担相关的风险。

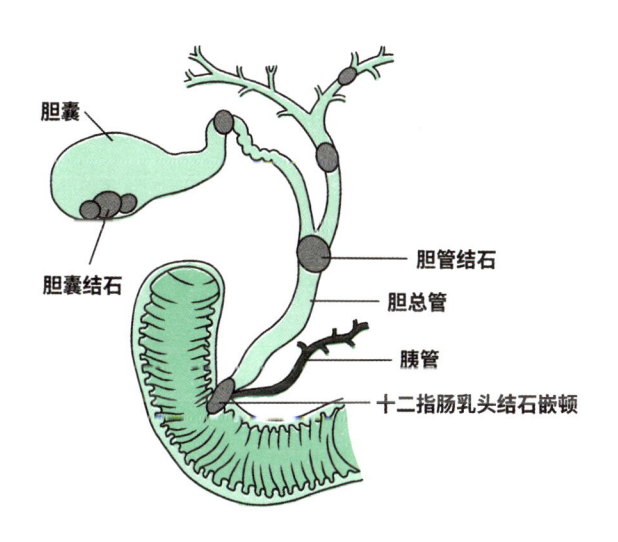

第二天我值夜班，患者及其家属又来了，这一次他的腹部疼得比前一天还厉害，而且发高烧超过39℃。患者完全没有前一天那么精神了，变得无精打采，讲话也没有力气，还有点嗜睡，眼皮都有些睁不开，整个人有点迷糊。后来，我发现他的眼睛开始变黄，这就很危险了，我赶紧让他去做CT检查。

检查结果证实了我的想法，他胆囊里面的结石掉到胆总管里面了，把胆总管完全堵住了，导致了一种非常可怕的疾病，我们叫急性梗阻性化脓性胆管炎。这种病非常严重，是外科的急症中的急症，如果不及时解除梗阻，不及时做抗感染治疗，患者的生命就有危险。

所以，我们赶紧联系肝胆外科，给他做手术，把他的胆总管切开，取出里面的结石。幸好抢救及时，患者脱离了生命危险。但是这个手术的创伤很大，因为胆总管切开之后不能直接缝合，要放置一根T管引流。本来这位患者可以只做一个相对简单的腹腔镜微创胆囊切除手术，但是因为病情被延误，演变成急性梗阻性化脓性胆管炎，只能选择开腹手术。手术的创伤大很多，给人留下的疤痕也很大，更严重的是患者差点连命都丢了。

所以，各位读者朋友，别小瞧胆囊结石，胆囊结石有时候确实会引起很严重的并发症，包括胆囊穿孔、急性梗阻性化脓性胆管炎、胆源性胰腺炎等，而我们在急诊见过很多这样的患者。如果你也有胆囊结石或者胆囊息肉，那么建议你找医生好好评估一下病情，千万别大意。

被蜱虫咬伤后，急救处理很关键

出生仅四天的婴儿被蜱虫咬伤了，这件事上被新闻记者报道了。蜱虫大家见过吗？是一种小小的虫子。每年的4月到10月是蜱虫咬人的高发季节。

蜱虫喜欢吸血，吸血之后它们的个头会明显变大。这种小虫子生活在森林、灌木丛、草原、牧场、山地等野外环境当中。蜱虫咬人，不仅吸人的血，还会传播多种疾病，例如发热伴血小板减少综合征、莱姆病、森林脑炎、蜱传斑疹伤寒。其中莱姆病有些朋友可能听说过，艾薇儿和贾斯汀·比伯都"中招"了。

当你发现蜱虫正在咬你时，你可千万不要一巴掌把蜱虫拍死，这样可能会使其体内携带的有害微生物进入你的血液里，进而循环到你的身体里。

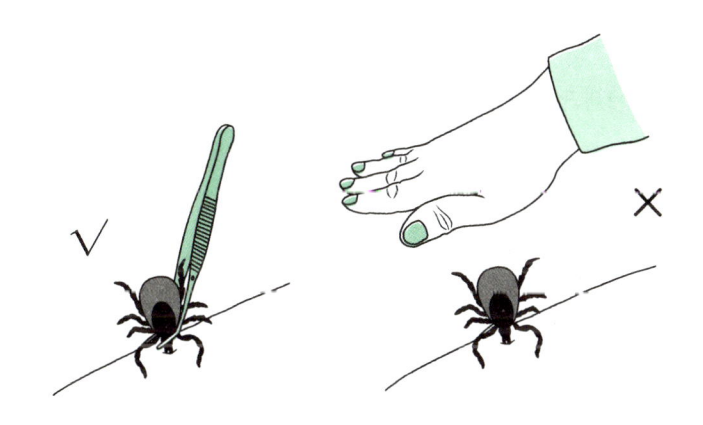

正确的处理办法是用小镊子或者小钳子尽可能贴近你的皮肤，夹住蜱虫，轻轻地将蜱虫从你的皮肤里面拔出来。这个时候切记不要挤压或碾压蜱虫。拔出蜱虫之后，用碘伏或酒精对皮肤进行消毒，然后用肥皂水洗手，并用清水冲洗。在接下来的30天内，要观察被咬伤的部位有没有出现游走性红斑，还要注意有没有出现发热、疼痛、乏力这些症状。如果有这些症状，那很可能是莱姆病，需要及时就医。这期间不放心的话，还是应该尽早去医院，找医生评估一下，看看需不需要预防性地吃些抗生素。

我们平时去野外玩，应该怎样避免被蜱虫咬伤呢？

第一点，穿长袖的上衣、长裤，把裤脚扎进袜子里面，这样可以避免蜱虫接触你的皮肤。

第二点，穿浅色的衣服，这样可以及时发现附着在你衣服上面的蜱虫。

第三点，携带驱虫剂，例如含有避蚊胺的驱虫剂，不仅可以驱蚊子，还可以驱蜱虫。

最后一点，回家以后及时洗澡、洗衣服，同时检查一下你的头发、腰部、腋窝、腹股沟、腘窝这些地方有没有小虫子。如果有，就要及时把小虫子弄出来。

大肠包小肠是种病，不治很危险

网络上有句流行语：人生无常，大肠包小肠。你知道吗？大肠包小肠是病，而且是很严重的病，不治会很危险。

大肠包小肠在医学上叫肠套叠，也就是小肠钻到大肠里面了，就跟俄罗斯套娃一样。这种病在小孩中多见。

小肠和大肠交界的地方，叫回盲部。小孩的回盲部可能发育得不是很好，因此有时候小肠就钻到大肠里面了，形成肠套叠。小肠被套住以后，肠管就不通了，小肠里面的东西就无法进入大肠里面，容易形成肠梗阻，小孩就会出现肚子疼、恶心、呕吐、排果酱样血便的症状，甚至右下腹形成可被摸到的包块。

除了小孩之外，成年人也可能出现肠套叠，而且成年人出现肠套叠的原因可能更加严重，一般是肠息肉，甚至是肠道肿瘤。息肉和肿瘤有一定的活动度，随着肠道的蠕动，可能会往前移动，就有可能把小肠拽到大肠里，然后两者就套住了。

无论是小孩还是大人，出现肠套叠都应该及时治疗。如果小孩出现肠套叠，发现得早，且不严重，肠管还没有坏死，那么医生可以从肠管里面打气，把套叠解除。如果很严重，发现得晚，肠管已经坏死，就需要做手术治疗。而成年人出现肠套叠一般都是需要手术治疗的：如果肠管坏死，就要切掉坏死的肠管；如果发现肿瘤，就要把肿瘤切掉。

所以，各位朋友以后不要老说"人生无常，大肠包小肠"这话，如果你哪天真的出现大肠包小肠，那么你很可能就要"挨刀"了。

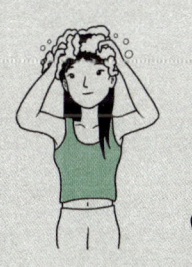

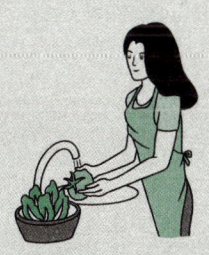

第四章
学习基本的生活保健常识

长白头发怎么办?跷二郎腿有什么危害?崴脚了怎么办?产后怎么催奶?产后腹直肌分离怎么办?……养生保健知识,不只是老年人才需要关注。健康无小事,在日常生活中,我们要多了解一些对身体有益的保健常识,远离危害。

长白头发怎么办?

前两天看到一个视频,一位阿姨在美容院的推荐之下办理了一个白头发转黑的治疗项目,一个疗程7800元。阿姨前前后后总共花了4万元。15个月过去了,阿姨还是满头白发。而美容院所谓白头发转黑的治疗就是把白头发全部拔掉。阿姨每次去美容院,工作人员就给她拔白头发。看到这个新闻,我非常心疼被骗的阿姨。

长白头发的原因

那么,长白头发应该怎么办,白头发能变黑吗?长白头发的原因非常多,大致有三个因素。

第一,衰老。随着年龄的增长,身体的各项机能都在下降,黑色素细胞生成黑色素的能力也在下降,同时细胞也在衰老和死亡。所以随着年龄的增长,白头发是会越来越多的。

第二，遗传因素。遗传因素同样起到了很重要的作用，有的人到了五六十岁还没有白头发，这说明人家的基因好。

第三，其他因素。有些疾病会导致人长白头发，例如维生素（特别是B族维生素）缺乏、微量元素铁和铜缺乏、甲状腺疾病、恶性贫血、白化病。此外，生活和饮食习惯不健康，精神压力大，也可能导致长白头发。很多朋友都看过电视剧里的人物一夜白头的情节，这确实是有可能的，精神压力大会让身体出现氧化应激反应，从而损伤毛囊细胞，出现一夜白头的情况。

如何改善长白头发的情况？

出现了白头发应该怎样治疗呢？

第一，你可以去看皮肤科医生。医生会让你做一系列必要的检查，来判断你长白头发的原因。如果找得到原因，就针对原因来治疗。如果原因是甲状腺疾病、恶性贫血、维生素缺乏，就针对原发病来治疗，这样你长白头发的情况就会得到改善。

第二，健康地生活。很多朋友可能去医院做了一系列的检查，但什么问题都没有查出来，那么就没有特别有针对性的治疗方案了，只能从生活和饮食习惯入手，早睡早起，不要熬夜，减少精神压力，饮食均衡，注意补充微量元素和维生素。

第三，终极一招就是定期染头发。

回到前面所讲的新闻，拔白头发对于治疗白头发有用吗？头发被拔掉之后，原头发的位置是会长出新头发的，因为毛囊并没有受到损伤。长白头发的那个毛囊可能本身就存在一些问题，所以长出来的头发就是白的，被拔掉之后再长出来的头发很可能还是白的。

还有人说：白头发越拔越多，拔一根长十根。这个说法对吗？显然是不对的。前面我们讲了白头发被拔之后，再长出来的头发很可能还是白的，而且随着年龄的增长，你的白头发可能就是会越来越多，这样的情况会给你一种错觉：你拔了白头发，却长出了更多的白头发。

虽然拔了白头发不会长出越来越多的白头发，但我还是不建议大家采取这样的方式去掉白头发，一是因为疼啊，二是可能造成局部感染，形成毛囊炎。

还是要提醒大家，市面上有很多护发的产品其实是智商税产品，没什么用，包括一些吃了可以改善白头发的保健品，例如黑芝麻、何首乌。事实上，没有证据表明这些东西可以让你的头发变黑。希望大家不要再上当受骗了！

跷二郎腿会影响生育能力吗？

长期跷二郎腿对身体有什么危害呢？有的人说跷二郎腿会引起高血压，会影响男性的生殖功能，会导致女性得妇科疾病。这些说法目前都没有依据，都是假的。

但是长期久坐可能会引起下肢的血液回流缓慢，增加血栓形成的风险。如果你有静脉曲张，那么长期久坐就可能加重下肢的静脉曲张，但静脉曲张跟跷二郎腿没有直接关系。如果你有心血管疾病，以及下肢的静脉曲张，那么最好不要长时间坐着，应该坐一坐，然后起身活动一下，甚至要把你的腿抬高一些，促进血液回流。

那么，长期跷二郎腿到底会有什么危害呢？

跷二郎腿的时候，你的脊柱和你的骨盆会发生扭曲、倾斜，进而可能压迫神经，引起下肢疼痛或者腰部疼痛。此外，跷二郎腿的时候，身体两边的肌肉受力也不一样，可能会引起局部的腰疼。

第四章　学习基本的生活保健常识

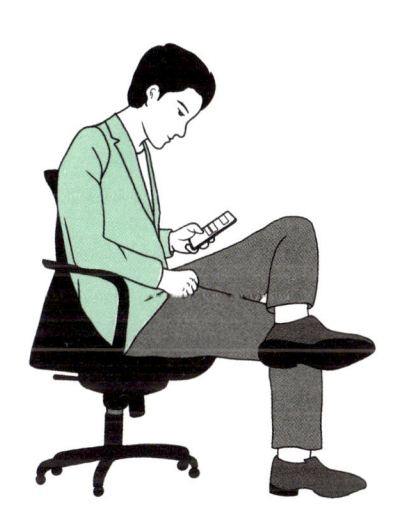

那么，机智的朋友会问：两条腿换着来跷，左边跷一会儿，右边跷一会儿，行不行？这样也不行，后果就是导致你两边的腰都疼。

各位朋友还是不要长期跷二郎腿了，偶尔跷一跷是可以的。可以变换坐姿，但不要长期久坐，也不要长期跷二郎腿，坐一坐，站一站，运动一下，这样才有利于身体健康。

睡觉时身体突然抽搐一下，是大病的征兆？

你肯定有过这种体验：睡觉的时候身体突然抽一下、抖一下，甚至有踩空感、坠落感，把自己都给吓醒了。这是为什么呢？

有读者说这是因为大脑以为你死了，发一个指令看看你还能不能动。其实这种现象是肌抽跃的一种表现，叫入睡抽动，它是一种急速的不自主的肌肉抽动，类似触电的反应。

为什么睡觉的时候容易出现这种情况呢？在我们快睡着的时候，大脑的神经大部分处于抑制状态，但是少部分神经还比较活跃，可能会发出一些指令让我们的小腿抽动。正是由于睡觉的时候大部分神经都不怎么活跃，抑制这种现象的神经也不活跃，所以睡觉的时候偶尔会出现这样的情况。特别是身体劳累，长期处于高压状态的时候，更容易出现这种情况。

因此，在大部分情况下，这都不是病态，只是一种正常的生理现象，对你的身体没有什么影响，你不用太担心。

小孩更容易出现这种情况。小孩在睡眠当中出现这种抽搐，把很多家长给吓坏了。小孩的大脑没有发育完全，抑制的功能比较弱，所以容易出现这种情况，家长不必大惊小怪。

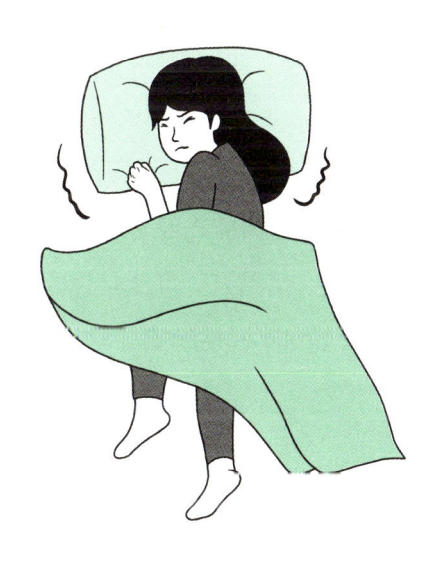

那么，我们平时应该如何调整，以减少这种情况的出现呢？

第一，不要长期处于高压状态，要学会适当调节，玩玩手机啊，看看视频啊，解解压。

第二，少喝茶和咖啡，特别是在睡觉之前不要喝这些东西。这些东西可能会导致你睡不着，睡不踏实，诱发肌抽跃这种现象。

第三，做一些拉伸运动，放松你的肌肉。

第四，规律作息，早睡早起，保证好的睡眠质量，避免长期熬夜，避免长期日夜颠倒。

第五，使用一些药物。如果睡眠不好，睡不安稳，老是早醒，白天又无精打采，非常影响你的生活和工作的质量，那么应该去医院，找医生开一些助眠的药物。

如果你经常发生这种抽搐，经常半夜醒来，那么一定要去医院看一看，找一找原因（可能是你的大脑发生病变了），做个检查，才能尽早发现病变。

适量饮酒可以疏通血管？

有人说少量饮酒可以疏通血管，对心血管健康有好处。这是真的吗？

酒精是一类致癌物，大量饮酒对身体肯定是有坏处的，会损伤肝脏，导致酒精性肝炎、肝硬化，甚至肝癌。长期大量饮酒还会增加结直肠癌和乳腺癌的发病风险，导致痛风、急性胰腺炎等。孕妇饮酒还可能引起胎儿的发育障碍。

适量饮酒到底有没有好处？

有读者问：抛开剂量谈毒性都是耍流氓，若是不过量，每天少量饮酒，对身体有没有好处呢？

《中国居民膳食指南（2016）》参考15篇文献，包括7篇系统综述和8篇队列研究，进行综合评价，结果显示饮酒与心血管疾病的发病风险呈J型曲线，每天摄入酒精5～25

克，可对心血管产生保护作用，但过量饮酒可增加心血管疾病的发病风险。也就是说，一些研究显示，适量饮酒对预防心血管疾病确实有一定的益处。所以，《中国居民膳食指南（2016）》建议成年人如果喝酒，男性每天不要超过25克，女性不要超过15克。

但在2018年，权威杂志《柳叶刀》发表了一篇文章，这篇文章研究了195个国家和地区超过50万人口的数据。根据这些数据，这篇文章的作者用一个模型去推算，发现少量饮酒对身体也是有害的，包括心血管系统。《柳叶刀》上这篇文章的结论是：摄入酒精的安全剂量为零，不饮酒是最好的。

医学研究结果不一致

所以，你会看到不同的研究，其结果是不一致的，甚至是相反的。这是为什么呢？因为这些研究都是一些队列研究或者流行病学调查，简单来讲就是研究人员通过询问一些人，调查一些人，问他们喝不喝酒，每天喝多少，然后看看他们有没有得什么病，最后来推算饮酒和得病之间有没有关系。

流行病学调查比较容易产生误差，因为干扰因素非常多。比如研究人员来调查你，问你每天喝多少酒，你能够如实回答吗？你能回答得准确吗？有的人可能每天喝一斤酒，但是他谎称每天只喝一两。除了饮酒以外，其他的因素也会干扰研究结果，比如抽烟、肥胖、不爱运动、饮食习惯不良（如高脂饮食、低膳食纤维饮食），这些因素都可能导致发病。如果你只想研究酒精对于发病有没有影响，就要控制其他因素，这就非常困难了。这种回顾性的流行病学调查，通过调查数据是很难推导出因果关系的，只能说喝酒和这些疾病具有相关性。

除非你设计了一项非常好的具有前瞻性的临床随机对照研究，比如你招募了一大批人，把他们随机分为两个组，其中一组每天摄入10克酒精，另外一组不喝酒，然后对他们进行长期的随访，来看看喝酒对于这些人的健康到底有没有影响，以及两个组患心脑血管疾病的人数是不是一样的。这样得出的结论才更真实、更可靠。你还别说，美国真的开展了这样一项临床研究，但是研究进行到一半被叫停了。这是为什么呢？因为这项研究的大部分经费居然是各大酒厂赞助的。你想想，酒厂赞助搞这样的研究，得出来的结果能可靠吗？

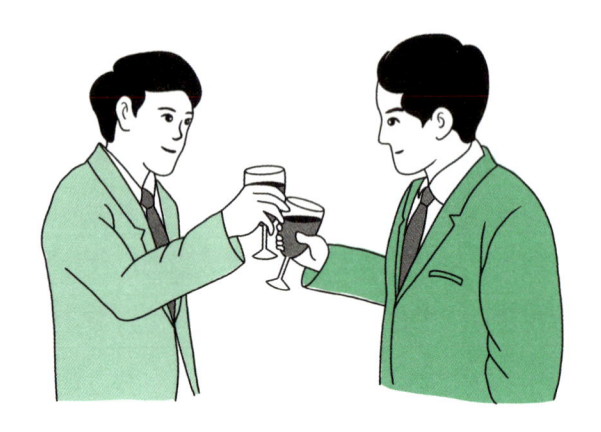

听我讲了这么多，适量饮酒到底对于身体有没有好处呢？

近期发布的《中国居民膳食指南（2022）》对25篇文献进行综合评价，提出任何形式的酒精对人体都无益处，成年人一天最大饮酒的酒精量建议不超过15克。如果你是未成年人、孕妇、哺乳期的妇女，那你千万不要喝酒；如果你已经酗酒，酒精对你的身体已经造成了危害，比如引起了肝病、胰腺炎、肿瘤、痛风，那么你也不要喝酒了；如果你对酒精过敏，喝了酒就不舒服，出现脸红、心跳加快的现象，那么你也不要喝酒了；如果你以前从来没有喝过酒，就不要尝试喝酒了；如果你是真的喜欢喝酒，喜欢品酒，而且自制力特别强，酒品也很好，喝了酒之后没有感到不舒服，那么你可以适量饮酒，但酒精量最好不超过15克。

按照《中国居民膳食指南（2022）》的建议，成年人一天最大饮酒的酒精量应不超过15克。那么15克酒精量对应的啤酒、葡萄酒、白酒等的量，可参考下面这张图表。每天的饮酒量千万不要超过这个标准！曾医生还要提醒各位，最好不要饮酒，任何形式的酒精对人体都无益处。

含有15克酒精的不同酒量

类型	含15克酒精的量/毫升
啤酒（4%计）	450
葡萄酒（12%计）	150
白酒（38%计）	50
高度白酒（52%计）	30

来源：《中国居民膳食指南（2022）》

不小心把鼻涕咽下去了，会不会造成感染？

有朋友问：把鼻涕吸入喉咙，然后咽下去，对身体有没有什么危害呢？

大家不要觉得很恶心啊，大家肯定都做过这样的事情。比如有时候在公共场合，你不方便擤鼻涕，或者没有带纸巾，没有办法清理鼻涕，所以你就把鼻涕给吸回去了。

事实上，我们的鼻黏膜每时每刻都在分泌黏液，黏液可以润滑我们的鼻腔，保护我们的鼻黏膜。即使黏液没有形成鼻涕流出来，也有可能被你在不知不觉当中直接咽下去了。所以，咽鼻涕是很正常的事情。

那么，鼻涕那么脏，咽到肚子里真的没关系吗？

我告诉各位，答案是没事。鼻涕被咽下去后，实际上对我们的身体没有什么大的危害，即使鼻涕里有一些细菌，会进入我们的胃肠道。我们的胃液是强酸性的，所以在胃肠道里面，这些细菌基本上是不能存活的，会被杀灭。所以大家不要感到害怕，绝大部分的细菌都抵抗不了强酸性胃液。

但是，有一种细菌例外，那就是结核分枝杆菌。这种细菌可以耐受胃液的强酸性，可以通过胃到达肠道，然后在肠道里面生存，引起肠结核。如果你是开放性肺结核患者，那么你可能经常咳痰，这种痰你千万不要咽下去，也不要随便吐，因为你的痰液里面含有结核分枝杆菌，这种细菌是有传染性的。也就是说，肺结核是一种传染性疾病。

老寒腿发作了怎么办？

朋友们，天气变凉的时候，你们的老寒腿会发作吗？前两天看到一个热搜：老寒腿到底是不是冻出来的？

老寒腿实际上叫膝骨关节炎或膝关节骨关节炎，就是你的膝关节过度使用，导致膝关节出现了老化、退化。

老寒腿常见于哪些人？

第一，肥胖人群。如果你很胖，全身的重量都压在膝关节上面，那么长期如此，你的膝关节肯定会比别人的老化得快。第二，长期从事剧烈的体力劳动的人群。第三，年长的人。40岁以上的人更容易出现膝骨关节炎。年龄越大，关节使用的时间就越长，就更容易出现毛病。第四，相对来讲，女性比男性更容易出现膝骨关节炎。

那么，老寒腿和着凉受冻有没有关系呢？有一定的关系，因为我们的膝关节表面没有肌肉覆盖，只有一层薄薄的皮肤和皮下组织，很容易着凉，而且这个地方的血液循环不太好。在低温的刺激之下，血管一收缩，膝关节附近的血液循环就更差了。膝关节的血运出现障碍，会加重或者诱发老寒腿。所以很多朋友的腿对天气的反应比天气预报更准确，一到天气变凉的时候或下雨的天气，膝关节就开始疼了。

膝骨关节炎的主要表现就是关节疼痛、活动受限、关节畸形。刚开始的时候，疼痛不是很剧烈，一般来说不影响日常的活动。后来疼痛越来越剧烈，关节肿胀，这就影响了日常的活动，有时候人蹲下去就起不来了，或者根本就蹲不下去。更严重的时候出现关节变得畸形，关节内翻或外翻，甚至旋转畸形。

如何预防和治疗老寒腿？

第一点，要好好地爱护膝关节。不要过度劳累，不要过度做剧烈运动，比如登山、负重、爬楼梯，对任何运动都要量力而行。但是也不能长期不运动，不运动会导致血液循环不好，肌肉萎缩，使关节的损伤加重。所以，我们要适度做一些有氧运动，比如散步、游泳、骑自行车、打太极。

第二点，做专门针对膝关节的运动。比如在没有负重的情况下，做膝关节的屈伸动作。你坐着的时候就可以做这个动作。再教大家一个非常好的动作，躺在床上把腿伸起来，然后做踩自行车的动作。还有一个动作非常好，可以锻炼你大腿的肌肉，你可以在平躺的时候做。把整条腿伸直，绷紧大腿的肌肉，屈伸踝关节，这样一来大腿的肌肉会变得强壮，对膝关节也是能起到保护作用的。

第三点，可以做针灸理疗，也可以外用一些贴敷的膏药。

第四点，平时一定要注意保暖，不要把膝盖露出来。天冷后赶紧穿上秋裤，一定要"听妈妈的话"。

如果疼得很厉害，那么医生会根据你的病情做出判断，可能让你吃一些止痛、抗炎的药物。但病情比较严重的话，医生可能会往你的关节腔里面打一些药物，比如在关节腔内注射玻璃酸钠。病情特别严重的话，医生可能建议你做手术，比如做关节镜手术，甚至置换整个关节。

赶紧把这些知识发到你的亲朋好友群里面去吧，注意保暖，适度运动，保护好膝关节。当然了，肥胖人士一定要减肥啊！

崴脚了怎么办？

冬天地滑，很多朋友容易摔倒、崴脚。滑雪或滑冰的时候，也有可能崴脚。

崴脚也称踝关节扭伤。崴脚之后，如果你不确定崴脚的严重程度，那么你应该立即就医。医生会给你查体、拍片子，做一系列的检查，判断你有没有骨折，有没有关节脱位，有没有韧带断裂。如果有骨折、关节脱位或者韧带断裂，那么你应该挂骨科或足踝专科的号，此时你可能需要做手术。如果没有以上这些情况，那么就只是单纯扭伤了踝关节。

那么，崴脚了应该怎么办呢？

第一步，固定。如果是比较严重的踝关节扭伤，可以买专门的护具来固定踝关节，这样能帮助你更快地恢复。

第二步，休息。受伤的这只脚暂时不要活动，不要受力。你可以挂拐杖，坐轮椅。

第三步,冰敷。在崴脚的48小时之内进行冰敷,而不是热敷。各位朋友千万要记住,冰敷可以收缩血管,减少出血,减少局部的肿胀,还有止痛的效果。48小时以后,如果伤口没有破溃或出血,那你们可以考虑热敷消肿。

第四步,加压包扎。可以在医生的指导之下使用弹力带加压包扎,这样可以进一步促进血液和组织液回流,减少肿胀。

最后一步,抬高患肢。抬高患肢有利于血液回流和消肿。

崴脚本身不是一个特别大的问题,但是很多朋友没有保养好,在还没有完全康复的情况下就开始运动,或者没有及时就医,因此没有发现一些更严重的问题,比如韧带断裂。这就有可能导致局部的慢性疼痛,或者经常出现崴脚的情况,隔一段时间就崴一次脚。

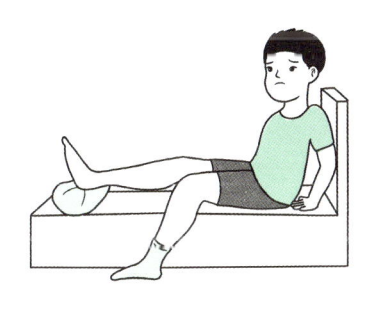

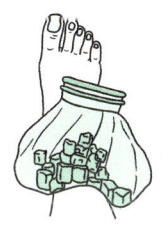

在48小时之内冰敷,而不是热敷

最后，教大家两个小动作，可以在做运动康复的时候用，也可以平时用来锻炼踝关节。

第一，踮脚，让你的脚后跟慢慢地离开地面，保持3秒以上，然后回到地面。这个动作可以增加踝关节的力量。

第二，双手叉腰，然后单腿站立，另外一只脚要抬起来。刚开始练的时候你可以睁着眼睛，渐渐地比较熟悉了，你可以闭着眼睛，坚持10秒以上。双脚交替练习。这个动作可以锻炼踝关节的平衡能力。

危险，千万不要这样催奶！

前一段时间，曾医生在出急诊的时候接诊了一位哺乳期的女性患者，她产后乳汁比较少，所以她的家人为了给她催奶，安排了"催奶经典三件套"，分别是鲫鱼汤、黄豆炖猪蹄、醪糟（也就是米酒），每天不停地做给她吃。短短一个月，她的体重增加了10斤，乳汁却没有增加。

她来医院之前，突然肚子疼，疼痛非常剧烈，疼得她都受不了了。来医院一查，问题大了！血液检查的结果显示，她的血脂值是正常人的七八倍。通俗一点来讲，她的血液里面有很多浮油。你想象一下自己做的那种浓汤，静置一段时间，上面会漂着一层厚厚的油。血液里有浮油，我们管这种血液叫乳糜血。同时，B超显示她的胰腺有胰腺液渗出，胰腺肿大，而且血液里面的淀粉酶含量很高。这些症状加起来，提示这位女性患者得了高脂血症性胰腺炎——高血脂诱发的急性胰腺炎。

朋友们，得了急性胰腺炎可不是开玩笑的，需要马上住院并接受治疗。鲫鱼汤、猪蹄等高脂肪食物，加上米酒（也就是酒精），这些是诱发她得急性胰腺炎的重要因素。

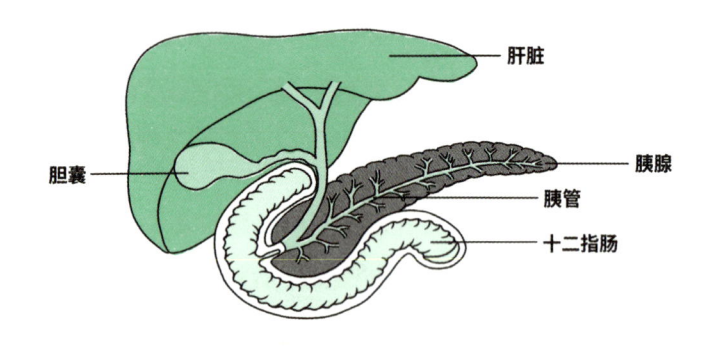

重症急性胰腺炎会导致多器官功能衰竭，甚至危及生命。治疗起来也让人很痛苦，因为医生可能会让你很多天都不吃东西，而且可能需要使用一些昂贵的抗生素和抑制胰酶分泌的药物。病情特别严重的话，医生甚至需要使用血液过滤或透析的办法，把你血液里面的浮油、脂肪和其他一些有毒有害的物质过滤出去。如果要做这些操作，患者就不仅仅是遭罪了，可能还要住到ICU病房，每天可能要花费万元以上。

所以各位朋友，千万不要这样催奶了，这是完全没有科学道理的。

产后肚子还是很大？
要警惕腹直肌分离！

有些女性生完孩子平躺着的时候，肚子好像没什么异常。如果让她们做仰卧起坐的动作，神奇的一幕就出现了，她们的肚子中间出现了一个坑，这就是腹直肌分离。正常的情况下，我们肚子两边的腹直肌是靠在一起的，但有些女性生孩子的时候，子宫不断地增大，把腹直肌往两边撑开了，而且产后修复没做好，所以腹直肌一直没有复原。

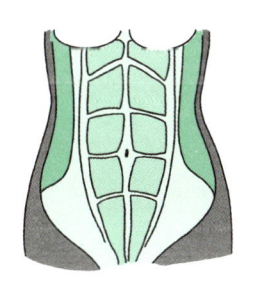

生产前 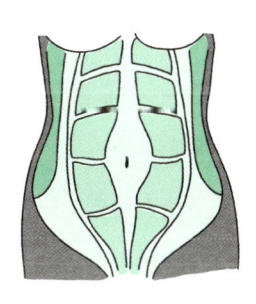　　　生产后

腹直肌分离有哪些危害呢？腹直肌被撑开了，就兜不住内脏器官了，会出现内脏器官的下垂。为了维持正常的体态，腰背部的肌肉需要承受更多来代偿，导致腰酸背痛。

不少女性生完孩子后会发现自己的肚子还是很大，松松垮垮的，恢复不到以前的体形。当然，一部分妈妈是因为生孩子以后体重没有降下去，是单纯的胖。另一部分妈妈是出现了腹直肌分离，肚子看起来也很大。

妈妈们生完孩子去医院复查的时候，产科医生也会为她们检查有没有腹直肌分离的情况。如果是轻度腹直肌分离，那么通过锻炼、电刺激的治疗等是可以好转的。如果是重度腹直肌分离，锻炼后的效果并不好，各位妈妈就需要考虑做手术了。如果不做处理，任由腹直肌分离，那么情况只会越来越严重，不舒服的感觉也会越来越明显。那么，做这个手术要挂什么科呢？挂我们普外科，我们一般都是做腹腔镜的微创手术，在肚子里面把腹直肌重新缝在一起。做完手术，肚子上只有2~3个非常小的切口。手术顺利的话，术后一两天就可以出院了。

如果你身边有这样的妈妈，生完孩子以后肚子还是特别大，并伴有腰酸、腰疼，那么可以让她来医院，找医生检查一下。

胃食管反流怎么办？

你有没有出现过胃食管反流的症状？反酸、烧心、胸疼，甚至咽喉不舒服，长期咳嗽，还有哮喘。前几天在网上看到新闻报道，美国总统拜登的体检报告显示他患有胃食管反流病，而且症状越来越严重，他现在公开发表演讲的时候，经常得清嗓子、咳嗽。

胃食管反流的表现

正常情况下，我们吃东西的时候，食物被吃进嘴里，然后通过食管到达胃里，胃里面的东西不会反流进入食管。我们人体本身就有抗反流的机制。食管和胃的交界区有一个单向的阀门，只允许食管里面的东西进入胃里，不允许胃里的胃酸反流到食管里。但是胃食管反流病患者的抗反流机制出现了问题，这就导致部分强酸性胃液可以进入食管里面，继而出现反酸、烧心。这些强酸性胃液还可以到达喉咙，引起咽喉不舒服，甚至会刺激气道，导致人出现咳嗽、哮喘，还会腐蚀牙齿。

一些朋友经常出现咳嗽和哮喘的症状，被误当成普通的咳嗽或者哮喘，吃药治疗，最后发现治疗效果很差。实际上，他们的症状是胃食管反流引起的，不解决胃食管反流的问题，单纯治疗咳嗽或哮喘，效果是非常不好的。

胃食管反流除了会导致上述症状之外，还会引起肿瘤。因为强酸性胃液经常刺激食管，会导致食管发生一些改变，出现反流性食管炎或巴雷特食管炎，后者是一种癌前病变，如果任由其发展，就有可能变成食管癌。

一部分胃食管反流病患者还合并另外一种疾病——食管裂孔疝，腹腔的食管会通过一个叫食管裂孔的结构进入胸腔里面。还有一部分人的食管裂孔的孔比较大，食管不能完全占据孔隙，即食管有一定的间隙，那么胃或其他腹腔脏器就可以通过间隙，从腹腔进入胸腔里面，这就叫作食管裂孔疝。对于食管裂孔疝患者，胃液可直接进入食管，导致比较明显的反酸、烧心等症状。胃食管反流合并食管裂孔疝的患者治疗起来更加麻烦，吃药往往效果不太好。

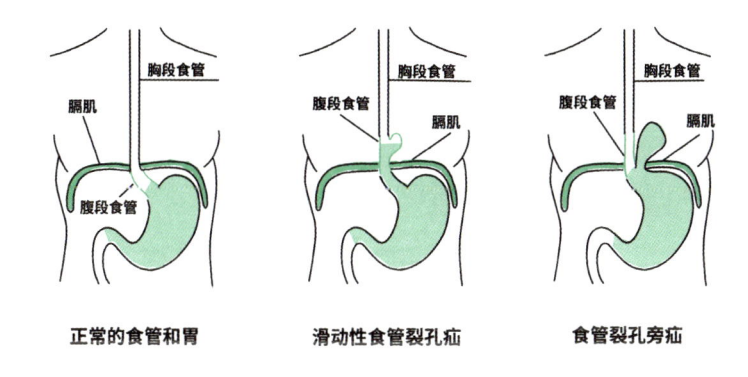

正常的食管和胃　　滑动性食管裂孔疝　　食管裂孔旁疝

怎样诊断胃食管反流病？

首先就是看你有没有前面讲的那些症状，比如反酸、烧心、胸疼、嗳气、消化不良、咳嗽、嗓子不舒服、哮喘。

如果你有这些症状，医生可能会建议你做一个胃镜，就可以看看你的食管有没有受损伤，有没有胃液出现反流。

还可以借助一些专门监测反流的检查手段，以及经验性的药物治疗手段。医生给你用一些抑制胃酸分泌的药，如果治疗效果特别好，特别明显的话，也高度提示你有胃食管反流病。

胃食管反流病的治疗

根据你的病史及一系列的检查，诊断胃食管反流病并不难。接下来大家最关心的就是得了胃食管反流病应该怎样治疗。

我要先告诉各位朋友，胃食管反流病不好治。胃食管反流病主要有四个治疗手段。

第一，改变不良的生活和饮食习惯。例如减肥，肥胖人群更容易出现胃食管反流现象，减肥之后症状会好转。晚上睡觉的时候把床头垫高一些，减少夜间出现胃食管反流的现象。戒烟戒酒，晚上不吃夜宵，不吃太饱。不食用可能促进反流的食物，例如巧克力、咖啡、辛辣的食物、橘子、西红柿、高脂肪的食物。

第二，药物治疗。常用的药物有抑制胃酸分泌的药物、促进胃肠道动力的药物，以及保护胃黏膜的药物，其中抑制胃酸分泌的药物是最主要的治疗药物。大家可能都听说过名字当中带有"拉唑"两个字的药物，它们都是抑制胃酸分泌的药物，例如奥美拉唑、泮托拉唑、埃索美拉唑。促进胃肠道动力的药物有莫沙必利、伊托必利等。常用的抗胃酸的药物或者胃黏膜保护剂有碳酸氢钠、氢氧化铝、铝碳酸镁、碳酸钙等。

一般来讲，药物治疗所需的时间比较长，如果你是第一次使用药物治疗胃食管反流病，那么医生一般会建议你用药

4～8周，然后进一步评估，看看是要停药还是继续服药，或者改用其他的药物，或者间断地服药，按需服药。

第三，内镜治疗。如果尝试多种药物治疗的效果不好，症状反复发作，或者有吃药的禁忌证，那么可以考虑做内镜治疗。国内内镜治疗做得最多的是射频消融手术。一些初步的研究显示，射频治疗的效果还是不错的。还有一些更新的办法是在内镜下做抗反流的手术，但目前来讲这些技术并不是很成熟，没有被广泛应用。

第四，手术治疗。手术可以解决两个问题，一个是胃食管反流的问题，另一个就是食管裂孔疝的问题。如果要做这样的抗反流手术，那么一般是找普外科做。抗反流手术怎么做呢？就是做一个胃底折叠的手术，把胃底沿着食管折一下。

手术治疗的适应证跟内镜治疗的适应证差不多，适合那些尝试了多种药物治疗但效果不好的患者。胃食管反流病合并食管裂孔疝的患者，还可以同时做食管裂孔疝的修补。大量的临床研究显示，手术治疗胃食管反流的效果是很不错的，这是一种在腹腔镜下做的微创手术。

去体检时不要犯这些错误

去体检的时候一定要注意以下几点：

第一点，无论男女，都不要穿连体的外衣，女性也不要穿连体的内衣、长丝袜、塑形内衣。你想想，体检的时候，医生需要给你做一些体格检查，比如检查你的肛门。这本来非常简单，你把裤子一脱就可以了。但是，你穿着一件连体的内衣，要暴露肛门的时候，你的裤子脱不下来，只能把整件衣服都脱下来，这个场面就十分尴尬。所以，去体检的时候不要穿这些连体的衣服，要穿那些比较宽松、好脱的衣服。

第二点，在冬天，女性朋友去体检前可以不穿内衣，或者穿那种不带钢圈的内衣。为什么呢？因为体检时可能要拍胸片或者拍胸部CT，内衣的钢圈会吸收放射线，从而影响检查结果的质量。如果你穿的是带钢圈的内衣，那么在做检查之前，医生也会让你把内衣脱掉。

第三点，跟第二点类似，就是不要戴项链，因为项链也会影响图像质量。如果做检查，那么项链也是要取下来的。有些朋友体检的时候手忙脚乱的，取下来项链之后就不知道塞哪里去了，后来发现找不到了。所以，去体检的时候最好不要戴项链。

第四点，体检之前要空腹。很多抽血化验的项目都需要空腹，但是有些患者需要按时服药，例如高血压患者，如果你平时是早上吃降压药，那么早上可以喝一小口水把降压药吃下去，这样不会影响化验结果。还有很多朋友不知道，体检之前也要不熬夜、清淡饮食、不喝酒。如果你在体检之前干了这些事情，那么在抽血结果中，你的肝功能指标很可能就是不正常的，转氨酶偏高。所以，各位朋友记住，体检之前不要熬夜，不要喝酒，不要暴饮暴食，不要吃太多油腻的东西。

第五点，有些彩超检查是需要憋尿的，特别是一些女性B超检查，医生可能会让憋尿。所以做体检的过程中不要着急留小便，最好先把B超做完，然后再去留小便。

第六点，留大便和小便的时候，不需要把整个容器都装满。检验科做化验的时候不需要那么多东西，而你把容器都装满了，检验科的医生打开的时候，就有可能把大便、小便弄到衣服上面，这样不太好。所以不要装太满了。

第七点，为了防止长时间空腹出现低血糖的情况，建议各位朋友来体检的时候可以带一点糖或巧克力。年纪比较大且有糖尿病的人更要注意这个问题。

这些体检前的注意事项，很多朋友都不知道。希望看完这篇文章之后，大家不要再犯这些错误！

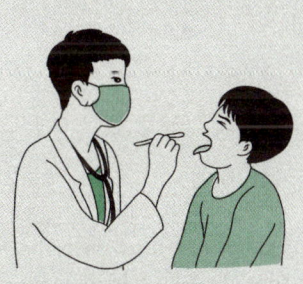

第五章
懂点医学知识，预防常见病

幽门螺杆菌是什么细菌，与胃癌的关系是什么，如何防治？为什么鼻炎会反复发作？肠息肉不切除会发展成肿瘤吗？……这一章内容在于让人们懂点基础的医学知识，了解常见病的症状及应对方法。

了解医学常识，面对疾病时就不会显得无知又无助，就能真正做到早发现、早诊断、早治疗，把疾病扼杀在初期，远离常见病。

鼻炎反复发作？
医生教你一个小妙招

如果你经常出现打喷嚏、流鼻涕、鼻塞、鼻子痒的情况，那么你可能和曾医生一样，患上了慢性鼻炎。

曾医生就是一名"资深"的鼻炎受害者，在鼻炎比较严重的时候，我用鼻子呼吸都喘不上来气。大家听我讲话是有一点点鼻音的，但这已经比之前好很多了。那么，我是怎样缓解我的鼻炎症状的呢？教大家一个好办法——洗鼻子。

大家都知道每天要洗脸，但很少有人知道每天要洗鼻子。其实鼻子里也是非常脏的，你时时刻刻都在呼吸，空气里面的颗粒物、有毒有害的物质、细菌和病毒全都进入你的鼻子里了，所以鼻子也需要经常清洗，把那些有毒有害的物质洗出来，防止这些物质对鼻黏膜造成损害，形成炎症。

第五章 懂点医学知识，预防常见病

还有一点非常重要，空气里存在着各种各样的变应原（又称过敏原），比如花粉、粉尘，这些过敏原被鼻子吸进去之后就会引起变应性鼻炎（又称过敏性鼻炎）。有的人一到秋冬天或者春天，过敏性鼻炎就非常严重，这样的人也要长期洗鼻子。洗鼻子对于预防过敏性鼻炎、慢性鼻炎、鼻窦炎都有非常好的效果。

下面曾医生就教大家怎样洗鼻子。准备一个专门用来洗鼻子的洗鼻器，在洗鼻器里面装0.9%的生理盐水。一定要用0.9%的生理盐水，不能拿自己家里面的食盐去配，因为你配不出这个比例。而且食盐里面含有碘，碘对鼻黏膜是不好的，有刺激作用。你要去药店买0.9%的生理盐水，大部分药店都有卖的。

如果你的鼻炎特别严重，鼻塞得特别厉害，那么你可以使用高渗的生理盐水，比如3%的生理盐水，但这只能短时间使用，而0.9%的生理盐水是等渗的，可以长期使用。每天可以洗鼻子1～2次，每次使用的洗鼻水不要超过300毫升，水温控制在37℃左右即可。

具体怎么洗呢？站在洗手池边，身体微微前倾，你洗哪边的鼻孔，头就歪向对侧，让水从高的地方冲，一会儿水就会从低的鼻孔流出来，这个时候不能用鼻子呼吸，要张嘴呼吸。洗完之后,用纸巾把鼻子擦干就好了。洗完鼻子后,大家听我讲话的声音可能都不太一样了,鼻子也变得更通气了。最后,祝大家不受鼻炎的困扰。

防治幽门螺杆菌，
主要是要防范你最亲近的人

　　幽门螺杆菌是一类致癌物，主要存在于胃里面。大部分感染幽门螺杆菌的人不会出现任何症状，但也有一部分患者会出现胃疼、胃胀、反酸、烧心、消化不良的症状，甚至患上胃炎、胃溃疡、十二指肠溃疡等疾病。还有一部分患者会患上萎缩性胃炎，出现肠上皮化生，并最终患上胃癌。

　　如果不杀灭幽门螺杆菌，那么大约有1%的患者最终会患上胃癌。听到这个概率，估计很多人松了一口气——才1%，很低。但是，朋友们不要忘了，我们国家感染幽门螺杆菌的人超过50%，我们按14亿人口来算，14亿人乘1%，这是多少人啊！所以我们国家是世界上胃癌的第一高发国，在全世界每年新发的胃癌患者中，我们国家的患者人数是最多的，即从发病率来讲，我们国家是排名靠前的。

为什么我国的幽门螺杆菌感染率高？

为什么我们国家的幽门螺杆菌感染率这么高，而欧美等发达国家的幽门螺杆菌感染率很低呢？在美国，胃癌是一种比较罕见的癌症，很少有胃癌患者。我国的幽门螺杆菌感染率高主要是不良的生活和饮食习惯造成的，我们国家的人不大习惯采用分餐制。一个人感染了幽门螺杆菌以后，他的唾液、排出的粪便里也有病菌，所以你跟一个幽门螺杆菌患者一起吃饭，密切接触，就有可能感染幽门螺杆菌。

我国大部分人感染幽门螺杆菌是在青少年时期，并不是成年以后。在青少年时期，你的父母或爷爷奶奶把病菌传染给你。他们经常干什么呢？经常亲亲你，或者把东西嚼碎了喂你，或者用自己的筷子夹菜给你……这样就很可能把幽门螺杆菌传染给你。

所以，幽门螺杆菌主要是以家庭为单位进行传播的，如果一个家庭里面有一个人感染了幽门螺杆菌，那么其家属很可能也会感染幽门螺杆菌。现在的主流观点认为，要以家庭为单位防治幽门螺杆菌，如果家里有一个人经检测发现感染了幽门螺杆菌，那么家里的其他成年人也应该去做检测。

怎样检测幽门螺杆菌？

不能单靠症状来判断你有没有感染幽门螺杆菌，因为很多人感染了幽门螺杆菌之后没有表现出相关的症状，而且感染幽门螺杆菌的症状也没有特异性。

目前来讲最简单、最方便的办法就是做一个呼气试验，看看数值，确认是否为阳性，医生就可以判断你有没有感染幽门螺杆菌。

如果有条件，那么你可以在做胃镜的同时检测有没有感染幽门螺杆菌。

有些朋友在体检的时候可能会选择抽血检查幽门螺杆菌，但这个结果并不准确，因为抽血查的是抗体，不能够确定你是正在感染幽门螺杆菌，还是之前感染过但已治愈了，因为治愈以后，体内的抗体还可能长期存在，但是这个抗体并没有保护效果。治愈以后，人还可能感染幽门螺杆菌。

此外，你还可以选择化验大便，检测大便中是否含有幽门螺杆菌的抗原。如果有，也可以确诊。

感染了幽门螺杆菌，要不要治疗？

确定感染了幽门螺杆菌之后，需不需要治疗呢？

大家可能听过这样的说法：幽门螺杆菌对我们的身体是有好处的，只要不引起明显的不舒服，就不需要吃药来根治；幽门螺杆菌防不胜防，你吃药根治以后，去外面吃饭仍有可能再次感染，所以没有必要根治。

这两种说法都是错误的。

对于成年人，只要你没有吃药的禁忌证，就应该根治幽门螺杆菌。而且，我刚刚讲了要以家庭为单位来防治，你家里的其他人也要去检测有没有感染幽门螺杆菌。对于家里的儿童，我们常规不建议做幽门螺杆菌的检测，因为药物对小孩的副作用可能会比较大。所以对于儿童，我们要权衡利弊，除非幽门螺杆菌引起了很严重的问题，才考虑根治幽门螺杆菌。同理，老人的年纪太大，可能同时患有心脑血管疾病、慢性肾病等其他疾病，是否需要根治幽门螺杆菌，需要进行风险获益评估，如无抗衡因素，可以给予根治。

至于根治幽门螺杆菌后，过一段时间会再次感染，这种说法很片面。确实，我们人体对幽门螺杆菌没有持久的免疫力，体内存在的抗体并不是就像感冒一样，你治好以后可能下次还会感冒。但是科学家做的大量研究表明，根治幽门螺杆菌以后，再次感染幽门螺杆菌的概率是比较低的，一般来讲三年后复发的概率低于10%。

感染了幽门螺杆菌，吃什么药治疗？

目前主流的治疗方法是四联疗法。需要吃四种药物，其中有两种抗生素，还有一种抑制胃酸分泌的药物和一种保护胃黏膜的药物。这四种药物要连续吃10～14天，吃一次药的根治率可以达到80%～90%。

有些朋友吃药以后发现幽门螺杆菌并没有被根治，那么就需要找原因。是没有按时吃药，没有按照医嘱来吃药，还是体内的幽门螺杆菌出现了耐药性？找到原因，再权衡利弊，看看需不需要再次吃药进行根治。

根治幽门螺杆菌的抗生素有很多种类，如果你体内的幽门螺杆菌对其中的某种抗生素有耐药性，那么可以更换其他的抗生素。

抗幽门螺杆菌牙膏真的有效吗？

你有没有买过抗幽门螺杆菌牙膏？这种牙膏比普通牙膏贵不少。不要再买了，这是十足的交智商税！很多广告宣传抗幽门螺杆菌牙膏可以预防、抑制，甚至杀死幽门螺杆菌，改善口臭。大家不要相信。

幽门螺杆菌主要生活在胃里，而非口腔里，虽然口腔里可能会检测出少量的幽门螺杆菌。

那些所谓抗幽门螺杆菌牙膏，其成分并不一定能杀死口腔里面的幽门螺杆菌，更不可能杀灭胃里面的幽门螺杆菌，因为幽门螺杆菌的生存能力是非常强的。我们用来杀灭幽门螺杆菌的药物，至少要有两种抗生素才行，而牙膏里面胡乱加一点成分，并不能起到杀灭幽门螺杆菌的作用。而且，口臭跟口腔疾病有关系，跟幽门螺杆菌的关系并不大。

想要改善口臭，需要改善口腔环境，每天认真地刷牙，定期去口腔医院检查牙齿，定期洗牙。至于牙膏，选择普通的牙膏就可以了，并不需要选择所谓抗幽门螺杆菌牙膏，这种牙膏没有宣传中的那种神奇效果。曾医生这篇科普文章可能得罪了一些厂家，但是没关系，我一定要把真实的情况告诉大家。

脱发到底怎么治才有效？

很多朋友都羡慕我的发量，因为他们都有脱发的困扰。今天我们就来聊一聊脱发这件"头等"大事。

最常见的脱发叫雄激素性脱发。在我国，男性的发病率约是21.3%，女性的发病率约是6.0%，两者都很高。而且，脱发呈现了年轻化的趋势。很多80后、90后，甚至00后的朋友都开始脱发了，饱受脱发的困扰。

脱发的原因

为什么会出现雄激素性脱发呢？雄激素在男性体内和女性体内都有，男性体内的雄激素主要来源于睾丸分泌合成的睾酮；女性体内的雄激素主要来源于肾上腺皮质的合成，部分来源于卵巢的分泌。

你不要以为脱发的人是因为体内的雄激素高，事实并不是这样的。如果抽血查他们的雄激素，会发现他们的雄激素跟正常人的基本是一样多的，所以根本的原因不在于雄激素，而在于他们头皮的毛囊里除了雄激素受体的基因表达增加了，还有一种酶的基因表达也增加了，这种酶叫Ⅱ型5α-还原酶。Ⅱ型5α-还原酶非常讨厌，可以把睾酮转变成二氢睾酮，而二氢睾酮和细胞里面的雄激素受体结合之后，会发生一系列非常复杂的反应，导致头皮的毛囊越来越细小，这样人就开始脱发，最后慢慢就变秃了。这就是雄激素性脱发的原理。

头皮的毛囊细小化引起的脱发中，一个重要的原因是遗传性因素。研究显示，我们国家的雄激素性脱发患者中，由遗传因素引起的占到了50%～60%。它是一种多基因的遗传病，父系遗传明显多于母系遗传。换句话说，如果一个男性会脱发，那么他的后代，尤其是男性，可能也会脱发，也就是"爹秃秃一窝"。

除了遗传性因素，可能还有其他的因素引起脱发，比如毛囊周围的炎症、精神压力大、长期紧张焦虑、长期熬夜或失眠、饮食习惯不太好（喜欢吃油腻、辛辣的刺激性食物）。

脱发的临床表现

男性雄激素性脱发往往表现为发际线后移，前额、鬓角或者头顶进行性脱发，最后越来越秃。女性一般不会出现发际线后移，脱发表现为额部和头顶之间的头发越来越少，越来越稀疏。

如何确定是否为雄激素性脱发，去挂什么科呢？一般来说，解决脱发的问题要挂皮肤科，皮肤科医生根据你典型的病史以及你脱发的一些表现，可以临床诊断你的情况是不是雄激素性脱发，并不需要做特别的检查。当然，如果你的症状不典型，那么皮肤科医生可能让你做一些别的检查。

雄激素性脱发的治疗

被确诊为雄激素性脱发之后，要怎么治疗呢？

有人可能会问：可以不治疗吗？不治疗的话，情况会越来越严重，不可能自行停止脱发。

等头发都已经掉完了，头皮变成一片"沙漠"之后，你再来治疗，效果就非常差了。所以，应该及早干预，在你的头皮毛囊细胞还有活力的时候尽早治疗，并且坚持治疗。

治疗的方式有以下几种：

第一种是使用局部外用药物。最常用的药物是米诺地尔。这是外用的非处方药物，可以扩张血管，改善毛囊周围的微循环，促进毛囊细胞的增生，从而达到促进头发生长的作用。建议男性用5%浓度的米诺地尔，女性用2%浓度的米诺地尔，每天使用2次，每次1毫升。如果女性也用5%浓度的米诺地尔，那么剂量需要减半。

把米诺地尔涂在脱发的头皮上之后，要轻轻地按摩，促进药物吸收。建议至少睡前2小时擦药，这样才有充分的时间把药物晾干。

需要提醒的是，在用药后的头一两个月，有些朋友会发现脱发越来越厉害了，这是一种正常的现象，大家不用担心。这叫狂脱期，是因为那些处于休止期的毛发开始脱落，之后会长出新的毛发来。一两个月之后，这种情况会明显好转，相当于先把不好的韭菜割掉，最后又会长出新的绿油油的韭菜。要连续用药至少6个月。可以一边用药一边观察效果，如果有效果，就坚持使用。

米诺地尔的平均见效时间是6~9个月，针对不同人的体质，有效率是50%~85%。人体对米诺地尔的耐受度是非常好的，副作用很轻微。可能少数患者会出现多毛症，或者刺激性和过敏性皮炎，但停药之后一般就可以好转。

第二种是口服非那雄胺。非那雄胺是处方药，需凭医生的处方才可以买到，只适用于男性患者。它是Ⅱ型5α-还原酶的抑制剂，可以抑制Ⅱ型5α-还原酶将睾酮转化成二氢睾酮，同时减少二氢睾酮的生成以及对毛囊的破坏。

推荐的剂量是每天1毫克，一天1次。吃药3个月以后，脱发情况可明显改善；6个月左右，效果会更明显。通常来说，口服非那雄胺一年之后，有效率是65%～90%。

人体对非那雄胺的耐受也是很好的，小部分患者可能出现一些副作用症状，比如男性乳房发育、过敏反应、睾丸疼痛、性功能受损（勃起和射精功能障碍、性欲减退），但一般来说，停药之后都能慢慢恢复。联用米诺地尔和非那雄胺的话，效果会更好。

女性有没有口服药呢？也有，那就是螺内酯。螺内酯本身是利尿的药物，但是也可以减少肾上腺产生雄激素，从而达到治疗脱发的目的。用法是每天40～200毫克，要坚持使用一年以上才可以看到效果。螺内酯也有一些副作用，比如会引起月经紊乱、乳房胀痛、性欲减退。

治疗脱发，什么时候可以停药？

当你不是特别在意自己头发的时候就可以停药了。因为雄激素性脱发就像原发性高血压一样，是一种伴随终身的慢性病，以目前的医疗手段，还无法实现治愈，只能用药物维持。所以，一旦停药，你就会很快回到用药之前的状态，重新变秃。

总而言之，关于药物使用的问题，主要看自己是否很在意脱发这件事情。如果非常在意，就要坚持用药。局部外用米诺地尔的话，只有少量药物会被吸收进入血液循环，是相对安全的，不用担心副作用，可以长期坚持使用。

除了前面讲的药物治疗之外，还有一种治疗方式就是植发。植发就是将你身体其他部位的毛发移植到脱发的区域，比如你脑后的头发、你的胡子、你的腋毛……但是植发也不是一劳永逸的，因为不可能在头部大面积植发，只能植一小部分，所以对于植发区域之外的其他脱发部位，你要坚持使用前面讲的那些药物，比如米诺地尔、非纳雄胺，让其他脱发部位的头发尽可能少掉，这样才能达到最佳的治疗效果。

所以，治疗脱发是一场持久战，治疗肯定是有效果的，关键看你能不能坚持。当然，还有更加终极的办法，就是不管脱发这个问题，让头发脱去吧，不在乎了，反正你也找到人生中的真爱了。如果你的真爱都不介意，那么你也不用介意，是不是？

不到1厘米的尿路结石，让人疼得死去活来

一颗不到1厘米的小结石就可以让你疼得死去活来，甚至令女性朋友形容这比生孩子还疼。这是什么病呢？就是尿路结石。尿路结石根据发病部位可分为肾结石、输尿管结石、膀胱结石和尿道结石。大部分尿路结石是在肾中形成的，肾结石形成后一般不表现出什么症状，但肾结石随着尿液掉入输尿管的时候，就会引起疼痛。因为输尿管是细长的管子，连接肾和膀胱，所以结石容易卡在输尿管中，导致尿液不能顺利地从肾进入膀胱。如果输尿管结石能够顺利地进入膀胱，疼痛就会得到明显缓解，结石也会从尿道排出。因此，临床上以输尿管结石患者更为常见。

输尿管结石在夏天高发，我在急诊天天都能碰到这样的患者，大部分都是小伙子，走进医院的时候扶着腰，有的根本已经走不动路，是他人用轮椅推进来的。患者感觉特别特

别疼，一进来的时候就疼得呻吟，甚至疼得额头冒汗。

输尿管结石患者除了出现腰疼之外，还可能出现下腹部疼痛、排便困难、尿液的颜色加深，甚至尿液里面有血。有的朋友还出现恶心、呕吐的症状。这时候去做B超或者CT检查，就可以明确诊断是否患有输尿管结石了。

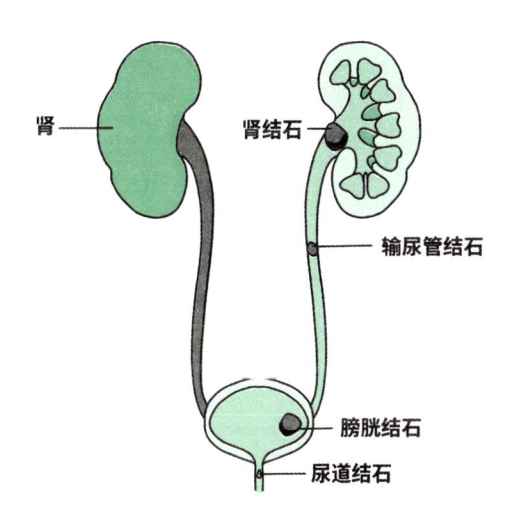

B超可以看见输尿管的上段是不是扩张的，有时候还可以看见输尿管里面的石头。CT会比B超看得更加清楚，CT可以看见结石的大小，也有助于排除阑尾炎、消化道穿孔等其他的急腹症。

输尿管结石为什么会让人这么疼？

患者一开始其实是不疼的，因为结石一开始是在肾里面，但随着你的活动，这颗结石很可能从肾里面掉到输尿管里面。你知道输尿管的作用吗？输尿管是连接肾和膀胱的两根管子，各连接一个肾，从上往下一直连到膀胱。输尿管是很细的中空的管子，而且整体上粗细是不一致的。

输尿管有三个生理性的狭窄，上、中、下分别有一个地方狭窄，输尿管结石就容易卡在这三个狭窄的地方，令人出现疼痛的症状。我问过一些女性患者，她们说这比生孩子都疼。

输尿管结石怎么治疗？

治疗输尿管结石，要根据结石的大小、所在的部位、患者是否有基础疾病、患者的肾功能，以及其他相关因素，进行综合评估，然后选择合适的治疗方案。

总的治疗原则是这样的：如果结石很小，是小于6毫米的结石，那么这种结石很可能就自然排出来了。如果排出的过程中患者感到很疼怎么办？医生就会给患者开一些止疼的药物，让患者回去多喝水，有事没事蹦跶蹦跶、跳一跳，说不定结石就掉下去了。这个治疗方法听起来好像特别不靠谱，但确实是很有效的。

如果结石大一些，大于6毫米，医生判断通过蹦跳让结石自行排出去的可能性很小，就会考虑给患者做体外冲击波碎石术，用专门的机器在体外震碎结石。但使用这种冲击波治疗也有局限性，假如患者特别胖，那么震碎结石就会有困难。如果结石很坚硬，那么有可能做一次治疗碎不掉整颗结石，要做好几次。

如果结石再大一些，或者体外冲击波碎石的效果不好，患者就需要考虑做手术了。手术的方式有很多种，现在有各种各样的微创激光碎石手术或者腹腔镜取石手术。至于具体的操作，你要咨询医生，选择合适的治疗方案。

如何预防尿路结石？

肯定有人会问了：尿路结石让人这么疼，是怎么形成的呢？尿路结石的成因是很复杂的。简单来讲，某些物质在尿液中的浓度太高了，被"提炼"出来后形成了结晶，这就是结石。比如草酸钙、磷酸钙的浓度太高，被析出来了。为什么某些物质的浓度会太高？这个原因就非常复杂了，不是一两句话能说清楚的。尿路结石跟脏器的代谢有关，是由代谢引发的疾病。

那么，怎样预防尿路结石呢？

第一，要多喝水，增加尿液量，这样就能稀释那些物质，使其不容易形成结晶。多喝水是指每天至少喝水2000毫升，有的医生会建议喝3000毫升以上的水。总之，一定要多喝水。尿路结石是很容易复发的，得过这种病的朋友肯定知道，你得过一次很可能过一段时间又会得一次，所以一定要养成良好的生活习惯。

第二，有条件的话，最好去医院化验一下，看看尿路结石的成分是什么，是草酸钙、磷酸钙、尿酸，还是胱氨酸。根据结石成分的不同，可能要选择不同的预防办法。假如你的结石主要成分是尿酸，那么你就需要注意了，要坚持低嘌呤饮食，要控制好你的尿酸。

尿路感染怎么办？

不少女性朋友来看急诊都是因为尿路感染，尿频、尿急、尿痛，甚至尿血。她们二三十分钟就要上一次厕所，而且特别急，排尿的时候伴有疼痛，小腹也很不舒服，甚至尿液都是红色的——尿里似乎有大量的血液。

她们来到医院之后，我们会给她们做一些检查，化验小便时经常发现尿液里有大量的红细胞、白细胞、细菌，但是给她们做B超，一般没有发现肾或者输尿管有什么问题，而且患者也没有出现高烧或者腰疼的症状。对于这种情况，我们一般诊断为急性单纯性膀胱炎或者膀胱炎加尿道炎，这些在女性群体中是很常见的疾病。

为什么女性更容易出现尿路感染？

正在看这篇文章的你可能就有过尿路感染，有的女性朋友甚至经常出现尿路感染，因而很苦恼。其实，这种病治疗起来还是很简单的。一般来说，患者坚持服用几天抗生素就可以治好。但烦就烦在这种病经常复发，而且在女性中高发，男性朋友中较少出现。

为什么呢？

听完我的讲解，你的认知可能会被颠覆。你知道女性出现尿路感染的时候，尿液里面的细菌主要是哪种细菌吗？是大肠埃希菌，俗称大肠杆菌。大肠杆菌是肠道里面的，也就是粪便里面的。现在你明白了吧，你大便时，粪便里面的大肠杆菌跑到你的尿道和膀胱里面去了。

为什么女性容易出现这种情况？第一，女性的尿道和肛门挨得很近，细菌容易跑到膀胱里面。第二，女性的尿道是很粗很短的，所以细菌很容易沿着尿道爬上去，爬到膀胱里面。这是女性容易出现尿路感染的解剖学因素。

如何预防尿路感染？

第一点，多喝水，每天喝水2000毫升以上，多排尿。尿液可以冲洗你的尿道，把细菌冲出去。

第二点，有尿赶紧去排，不要憋尿。

第三点，上完厕所擦屁股的时候从前往后擦，不要从后往前擦，不要把肛门周围的细菌带到尿道里面去。

第四点，不要频繁过性生活。研究显示，女性的尿路感染常见于新婚期，就是过性生活太频繁了，在这个过程中难免会有一些细菌跑进尿路里，引起感染。建议大家在开始性生活之前喝一杯水，结束后一定要去排小便，把细菌给冲出来。

第五点，适当地运动，注意休息，劳逸结合，注意饮食，增强免疫力。

第六点，尿路感染也常见于绝经之后的女性。如果你绝经之后出现尿路感染，或者容易出现阴道干涩，或者过性生活不是那么顺利，那么你可以找妇科医生，适当地补充一些雌激素。这也是有利于预防尿路感染的。

最后一点，如果你反复出现尿路感染，你就应该挂泌尿外科，做一系列详细的检查，查一查你的泌尿系统是不是跟别人的长得不太一样，或者你有没有尿路结石。如果你有这些因素，就容易出现尿路感染。希望各位朋友可以远离尿路感染，尿得顺畅，尿得舒心。

尿酸高怎么降？
需不需要吃药？

曾医生前段时间做了体检，查出来尿酸偏高。那么，没有出现痛风的高尿酸血症患者，也就是没有症状的高尿酸血症患者，需不需要积极治疗呢？

这个问题的争议比较大，国外大都不建议做治疗，因为大部分的无症状高尿酸血症不一定会发展成痛风、肾结石或者高尿酸血症肾病。研究显示，在我国，高尿酸血症患者的比例高达13.3%，但是出现痛风的患者比例只有1.1%，前者比后者高了10多倍。

我们先不讲药物治疗，先来讲讲怎样改变自己的生活和饮食习惯，让尿酸降下来。改变生活和饮食习惯，并不要求大家做到完全低嘌呤饮食，这是很多人都做不到的，而且对于降尿酸的意义也不是那么大。

改变生活和饮食习惯，我建议大家做到以下几点：

第一，少吃红肉，少喝海鲜浓汤，少吃动物性的高嘌呤食物。

第二，少吃高糖的食物。

第三，饮酒一定要适量。对于啤酒和白酒，要尽可能少喝。适当喝一点葡萄酒是可以的。

第四，多喝水，建议大家每天喝水2000毫升以上。

第五，尽可能少喝含糖的饮料（包括含果糖的饮料），最好不喝。也要少吃含糖量比较高的水果，例如龙眼、苹果、橙子、荔枝、柿子、柚子。相对来说，樱桃、柠檬、橄榄对痛风患者是有好处的。

除了控制饮食之外，也要适当地运动，要降低体重至正常范围，这一点也是非常重要的。如果你有高血压、糖尿病、高血脂等代谢性疾病，就一定要接受治疗，规律服药，定期监测。

对于无症状高尿酸血症，我建议大家参考我前面讲的运动加饮食治疗，这是首选的治疗方式。那么，什么情况下需要考虑吃药治疗呢？如果血尿酸的水平大于或等于540微摩/升，患者就需要考虑吃药治疗。如果患者合并高血压、糖尿病、冠心病、肥胖、肾功能不全等情况，那么尿酸水平大于或等于480微摩/升的时候，就需要考虑吃药治疗。

到底要不要吃药治疗，这件事要慎重一些，要充分了解吃药的副作用和可能带来的好处，一定要咨询医生，提前了解清楚。希望你可以跟曾医生一起控制饮食，运动起来，把自己的尿酸降下来。

做直肠指诊并不痛苦，不要拒绝这个检查

昨天出门诊时，很多读者朋友拿着书来找曾医生，不仅获得了曾医生的亲笔签名，还免费做了体检。居然有读者朋友说曾医生做直肠指诊让人很舒服，这对普外科医生来说应该是一种夸奖。

其实，直肠指诊真没有大家想象的那么恐怖，只要医生的动作很规范、很轻柔，医生本人很有经验，一般来讲是不会让患者感到很疼的。昨天我给那么多患者做了指诊，没有一个患者哭了或者喊叫。

直肠指诊是一个非常好的检查手段，最主要的作用就是帮我们鉴别患者是得了痔疮还是直肠癌。痔（疮）摸起来是非常柔软的，是团块。直肠癌组织摸起来是偏硬的，而且直肠癌组织非常脆弱，如果你的手指摸到直肠癌组织，那么指套上面往往会有血液。如果是直肠中下段发生了癌变，那么一般通过指诊就可以得到相对明确的初步诊断结果。

切除肠息肉原来这么简单

有读者问：肠息肉怎么切除？曾医生给大家介绍一种切除方式。很多肠息肉的根部有一个细长的柄，我们称之为有蒂息肉。将有蒂息肉的底部用圈套器套扎住，这个圈套器是可以导电的，等电一通，就切下了肠息肉。此时形成的创面如果有渗血，可以用金属夹子夹闭出血的小血管。大部分的有蒂息肉都可以以这样的方式在肠镜下切除。如果是很大的息肉或者是无蒂息肉，那么医生需要采取其他办法切除。接下来读者关心的可能是：切肠息肉的时候疼不疼？需不需要打麻醉呢？

切除肠息肉时疼不疼？

我们的肠道神经对痛觉是非常不敏感的，所以肠息肉被切掉的时候，我们一般是没有什么感觉的，可以不打麻醉，做普通肠镜就行。如果你特别怕疼,想要有更好的体验,那么可以做无痛肠镜。

做无痛肠镜前,麻醉医生会给你用点药。然后,你就睡过去了。等你醒来时,手术就做完了。如果肠息肉比较小,那么患者一般不需要住院,在医生门诊时就可以切掉,之后观察一会儿,没事就可以回家了。吃几天流食,再慢慢过渡到正常饮食。如果肠息肉比较大,需要切得比较深,那么患者可以住院,并在术后观察几天。

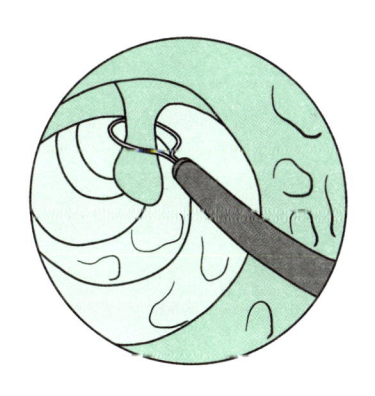

切除肠息肉

出现小的肠息肉,患者一般是没有任何症状的,没有任何不舒服,所以想要发现小的肠息肉,就必须做肠镜检查。

约80%以上的肠癌是由肠息肉转变而来的,也就是说只要及早切掉肠息肉,就可以预防癌变。所以,定期做肠镜检查是非常重要的。

屁股上毛太多,一定要注意!

有朋友说他得了一种怪病——屁股上毛太多,医生要把他的屁股挖去一大块肉。这是什么病呢?今天我们来聊一聊一种不太常见的疾病——藏毛窦。

什么是藏毛窦?

藏毛窦是在骶尾部臀间裂的软组织内生长的一种慢性窦道或囊肿,内藏毛发。它的发病机制大概是这样的,臀部的张力比较大,骶尾部臀间的皮肤上有一些小的裂口,如果人的屁股上毛发旺盛,这些毛发就会钻到小裂口里面,然后引起局部感染和化脓。脓肿会短暂地愈合,然后又被擦破,又愈合,反复发作,令人疼痛难忍。

藏毛窦主要表现为屁股正中间这块区域有一处小面积的凹陷,长出了一小撮毛发,有时候会有一些分泌物流出来。

得了藏毛窦的人可能会以为自己长了一颗大痘痘，或者皮肤的疖肿。藏毛窦会肿得很大，囊肿内长有肉芽组织，纤维增多，常含一簇毛，并伴有非常剧烈的疼痛。

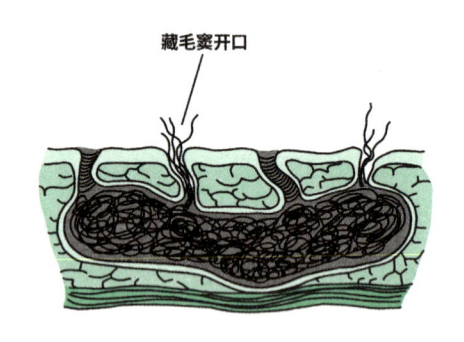

藏毛窦纵切面

一些朋友误把藏毛窦当成肛瘘，但你去肛肠科就诊，医生会告诉你这不是肛瘘，也不是普通的痘痘，而是藏毛窦。

藏毛窦如何治疗？

藏毛窦好发于哪些人呢？那就是屁股上多毛，又长期坐着的肥胖男性。

不要小看藏毛窦，得了这种病是非常痛苦的，因为这种病不好治。如果你选择保守治疗，不做手术，那么藏毛窦很容易反复发作。即使做手术，藏毛窦也会有一定的复发率，而且做手术比较痛苦。如果你不做手术，任由这种疾病反复发作，那么皮肤会反复受炎症刺激。而且藏毛窦还有癌变的概率，所以大部分医生都建议患者做手术治疗。

手术治疗藏毛窦主要有两种方法。第一种是开放性手术，就是把感染的病灶挖掉，得挖掉很大一块肉，然后让伤口敞开不缝合，或者等伤口的炎症消退了再做二期缝合。做开放性手术，患者会很痛苦，因为要敞开一个很大的口子，而且要经常来医院换药，要等到里面的脏东西全部被清理干净，伤口才会长得比较好，长好需要几个月。

第二种是患者会感到好受一点的手术，即把藏毛窦切掉之后，立即缝合伤口。但是因为切掉了很大一块皮肤，医生直接缝是缝不上的，伤口周边皮肤的张力很大，所以需要做一个转移皮瓣的手术。

大家可以看下面这张示意图，把脓肿旁边一块正常的皮肤转移到伤口上面，来缝合伤口。

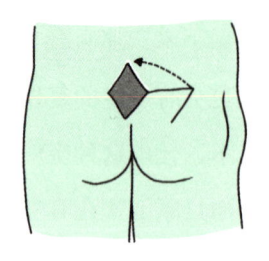

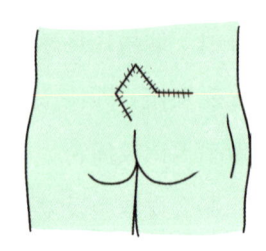

在藏毛窦处做菱形切口

所以，各位朋友一定要注意减肥，控制体重，不要久坐，更不要长时间开车。如果你屁股上的毛很多，就需要考虑脱毛，特别是已经得了藏毛窦的患者，一定要脱毛。希望男性朋友了解这些知识，防患于未然。

📋 得了肛周脓肿，
　术前生不如死，术后怀疑人生！

前面讲了藏毛窦，这是一种不常见的疾病。现在我们来讲一种肛肠科非常常见的疾病——肛周脓肿，发病部位在藏毛窦好发部位下面一点——肛周。很多朋友可能都得过肛周脓肿，有一天突然发现自己的肛门周围长了一个大包，又红又肿，而且特别疼，坐着也疼，站着也疼，反正就是非常难受。有的朋友以为自己肛门周围长了青春痘，其实不是的，去医院做一系列的检查后，医生会告知这是肛周脓肿。

肛周脓肿是怎么形成的？

直肠的末端有一些开口向上的小陷窝，叫肛隐窝。那是大便排出的地方，也是容易出现大便残留的地方。

瘘管　　　　　　　　　肛隐窝
　　　　　　　　　　　肛周脓肿

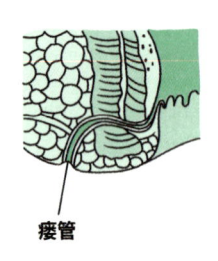

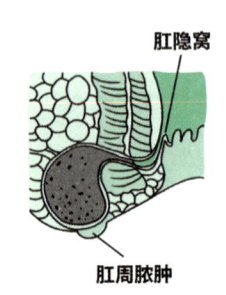

　　如果大便残留在肛隐窝，那么大便里面的细菌就可以在这个地方大量繁殖，进而形成脓肿。这种脓肿是可以扩散的，可以扩散到肛门周围的皮肤。

　　如果脓肿是比较浅的，肛门周围就会出现剧烈的疼痛、肿胀。如果脓肿内脓液很多，压力特别高，脓肿就有可能自行破裂，流脓，甚至流血。如果细菌进入了血液，人就可能出现发热、心跳加快等全身感染中毒症状。此外，肛周脓肿还可以引发一种非常严重的情况：脓肿在肛门周围（如大腿根部）广泛扩散，形成坏死性筋膜炎。坏死性筋膜炎是非常严重的疾病，可能危及生命。

肛周脓肿应该怎么治疗？

　　目前来讲，治疗肛周脓肿的共识是尽早做手术，尽早切开脓肿引流，把脓肿里面的脓液放出来，这样可以快速缓解患者的症状，同时根据患者的病情判断需不需要使用抗生素治疗。如果肛周脓肿是比较浅的，那么医生在门诊的手术室就可以做手术，在局部打点麻药就可以进行手术。如果肛周脓肿是很严重的，那么患者就需要住院，去大手术室，在腰麻或者全身麻醉下接受手术。

总之，如果你的肛门旁边长了一个大包，又疼又肿，那么你一定要及时去医院看病。如果是肛周脓肿，就要尽早做手术，才可以缓解你的疼痛，而且可以最大限度地避免肛周脓肿形成肛瘘。最后，告诉大家一个事实，肛周脓肿术后，伤口需要很长时间才能够愈合，可能要按月来计算，而且康复期要经常到医院来换药，换药的时候真的是很疼的，曾医生经常在换药室门口听见患者歇斯底里的喊叫声。

拉不出屎来不要硬拉，否则小命可能没了！

用力大便能导致脑出血？是的，前几天就有一则新闻，有人用力大便导致脑动脉瘤破裂，引起颅内出血。这个人的大脑里有一个动脉瘤，动脉瘤是什么呢？就是动脉的血管壁变得很薄，像一个气球一样被撑起来了。用力大便的时候，腹腔的压力增加，血液回流出现障碍，血压升高，这个时候就可能引起血管像气球一样破裂，导致颅内出血。这是非常危险的。

用力大便诱发脑出血的案例很常见，特别是在中老年人中。如果中老年人长时间在厕所里没有出来，那么你要赶紧去敲一敲门，确定是不是大便引起脑动脉出血，人在厕所里面晕倒，昏迷了。

用力大便除了可能诱发脑动脉瘤破裂出血之外，还有很多其他的危害。长期用力大便，会使腹压增加，可能诱发腹

囊状动脉瘤　　　　梭形动脉瘤

动脉瘤破裂

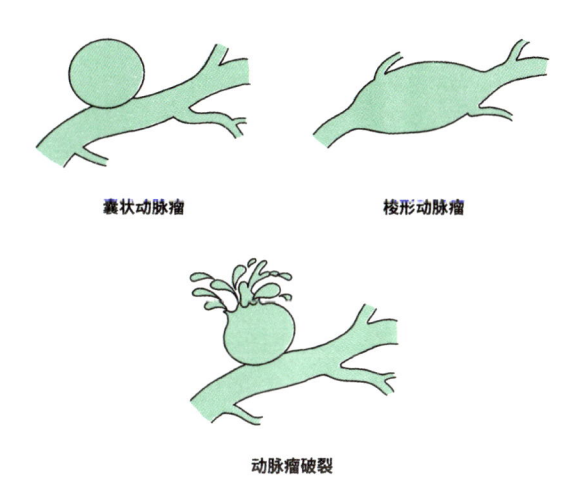

股沟疝、脐疝，可能导致直肠黏膜脱垂，诱发和加重痔疮，还可能撕裂肛门周围的皮肤，进而引起肛裂。女性还可能出现子宫脱垂。所以大便时不能太用力。

平时要保持良好的生活和饮食习惯，多吃蔬菜、水果、粗粮等富含膳食纤维的食物，多喝水，养成每天定时排便的好习惯。如果大便很干、很硬，实在拉不出来，那么你千万不要硬拉，可以使用缓泻的药物帮助你排便。如果长期便秘，大便不通畅，那么找医生看一下，在医生的建议下接受药物治疗。

肛裂和脱肛应该怎么治疗？

最近又有娱乐圈八卦新闻，说某明星曾经得过肛裂（肛门裂隙的简称），也有人说是脱肛，谣传其出轨对象有男有女，这就引起了大家无限的猜想。作为医生，理性关注娱乐圈八卦之余，曾医生要给大家做科普，今天就来讲讲什么是肛裂，什么是脱肛，这两者有什么区别。

什么是肛裂？如何治疗？

肛裂，简单说就是肛门的皮肤被撕裂，有裂口。肛门这个地方有非常多的神经，因此肛裂发生的时候人会特别疼。肛裂的典型表现是大便的时候会非常疼，可能伴有少量出血；大便结束以后，肛门括约肌开始痉挛，引起更加持久的剧烈疼痛。一些很严重的肛裂患者一次可能要疼好几个小时，这给一些朋友留下了可怕的心理阴影，不敢上厕所，因为一大便，就会刺激肛门的裂口，引起剧烈疼痛。

哪些原因会导致肛裂呢？最主要的原因就是便秘：大便干燥、又粗又硬，排便困难。用力排便的时候容易把肛门的皮肤撕裂，形成肛裂。另外，外部的暴力刺激也可能导致肛裂。如果你往肛门里塞又粗又硬的东西，就有可能撕裂你的肛门。

肛裂一般怎么治疗呢？患者可以选择保守治疗。

第一，多吃蔬菜、水果，摄入足够的膳食纤维，以保持大便通畅。不要用力排便，必要的时候可以口服缓泻的药物或者外用开塞露。

第二，排便以后坐浴，以温水缓解疼痛，让肛门括约肌松弛，促进血液循环，促进肛裂伤口的愈合。

第三，外用硝酸甘油软膏，以改善局部的血液循环，促进肛裂伤口愈合。如果肛裂反复发作，用药效果不好，那么可以考虑做手术。但是手术有一定的风险，如果肛门括约肌被切得多了，就有可能造成患者出现肛门失禁的情况，即排便不受控制。

什么是脱肛？如何治疗？

脱肛和肛裂没有关系，它们是两种不同的疾病。

脱肛的全称是直肠脱垂，通俗一点来讲，就是肛门松弛了。你不排便的时候，肛门周围这一圈括约肌是收缩的，使肛门紧闭，防止你咳嗽或者用力的时候漏出大便。但是，脱肛患者往往伴有肛门括约肌松弛的表现，用力大便的时候，不仅排出了大便，还使直肠黏膜脱垂。

直肠脱垂常见于老年人，因为老人上了年纪，其肛门括约肌的功能也变弱了，而且老年人容易出现便秘，排便困难，长期用力排便就可能造成直肠脱垂。

当然，一些年轻人不当使用肛门，长期刺激肛门，让某些东西进进出出，也会导致肛门括约肌松弛。就像皮筋似的，老是撑着，皮筋的弹性就变差了，所以一部分年轻人也会出现直肠脱垂。脱出的直肠会出现感染、水肿、破溃等，甚至可能被卡住回不去，这就可能导致非常剧烈的疼痛、便血、黏膜坏死等。

保守治疗的主要原则就是保持大便通畅，不要长时间用力排便。如果直肠脱出来以后不能够自行回去，那么你可以用手把它塞回去。对于比较严重的直肠脱垂，保守治疗的效果是不太好的，医生一般会建议手术治疗。所以，做某些事情要适可而止，要爱护好自己的肛门。

做完手术经常肚子疼？
很可能是肠粘连

有一次我在急诊值班，做了两个手术，一直做到第二天早上。

其中一个急诊病例是一个老太太，她之前做过子宫和卵巢的切除手术，突然出现右下腹疼痛。她在当地（秦皇岛）医院做了腹腔穿刺，抽出了一些不凝的血液，这表明她的肚子里存在出血的情况。家属赶紧带着患者从秦皇岛直奔北京，来到我们医院。

我们连夜急诊，给她做手术，打开腹腔一看，发现她的肚子里有很多血液，大概有1000毫升，还有一些粘连的条索，其中钻入了一段小肠，从而形成了一个内疝，这导致一段小肠缺血坏死。做手术就是要松解这个粘连，然后切掉那一段坏死的小肠。

很多朋友肯定不太懂什么是条索，什么是肠粘连，什么是内疝，但我展开讲这些概念会比较复杂，一两句话讲不清楚，我只能简单概括地讲一下。这种腹腔内的肠粘连常见于做过手术的患者，像这位老太太，她之前做过子宫和卵巢的切除手术。切除会产生创面，而我们的身体非常聪明，会形成一种保护机制：既然出现了创面，身体就会想尽办法来覆盖创面，比如通过纤维或者条索来覆盖创面。这就是一种保护机制。

但是这些纤维、条索是一把双刃剑，在保护创面的同时可能造成肠粘连，甚至肠梗阻。所以，一些朋友做完手术之后，肚子里面可能出现粘连，因此经常肚子疼，甚至有时候吃得不对就会出现肠梗阻。有些人经常出现肠梗阻，但没有什么好的解决办法，这是做完手术之后可能出现的并发症。

如果肠梗阻特别严重，甚至导致肠管缺血坏死，就可能需要再次做手术来松解这个粘连。但是问题来了，松解粘连之后不是又造成了新的创面，可能再次形成粘连嘛！所以，对于术后的粘连，医生都比较慎重，一般都选择保守治疗，除非情况特别严重，才可能再次做手术。

这个老太太以前做过子宫和卵巢的切除手术，肚子里面形成了一些纤维或者条索的粘连带，她又非常不幸运，粘连带正好卡住了她的一段小肠，因为小肠在肚子里面的活动度比较大。小肠钻到粘连带里面出不来之后，就容易缺血坏死。

如果及早处理，松解这个粘连带，而肠管的血运还能恢复，肠管就能保住。如果拖了太长时间，肠管缺血坏死，就要做手术把这段肠管切除了。所以，曾医生提醒各位朋友，遇到这种急性肠梗阻或者肠缺血坏死的情况，越早接受治疗，效果是越好的。

腹腔内做过手术的人多多少少都会有肠粘连，但是大部分人都没有明显症状，只是偶尔会肚子疼，这是正常的现象。如果你老是肚子疼，或者经常出现肠梗阻，就需要找医生及时检查，看看是不是需要手术干预。

那么，有没有什么好办法可以预防术后出现肠粘连呢？从目前的研究来看，没有特别好的办法，只能是医生做手术的时候让创口尽可能小，比如做腹腔镜微创手术，术中动作尽可能轻柔，尽可能减少手术的创面，这样肠粘连可能就没那么严重。

为何你的痛风反复发作？
因为你管不住嘴

假期里你大吃大喝，痛风发作了吗？对于痛风患者，以下六类食物是不建议吃的，特别是第六类食物，很多朋友都不知道。

第一类是动物的内脏。动物的内脏在各类食物当中嘌呤含量是排第一的，所以动物的肝脏、心、肺、肠子等都不要吃。

第二类是海鲜。大部分海鲜都是中高嘌呤食物，特别是贝类和海鱼，而虾和蟹的嘌呤含量稍微低一点，但是也不要经常吃。

第三类是肉汤。大部分的肉类，像猪肉、牛肉、羊肉等也是中高嘌呤食物，嘌呤非常容易溶于水，如果汤熬的时间太长了，很多嘌呤就都溶解在汤里面。像广东的老火靓汤一煮煮好几个小时，汤里面就有较多的嘌呤，这样的汤要少喝。

第四类是酒。啤酒本身就含有非常高的嘌呤,红酒和白酒的嘌呤含量虽然没有那么高,但是酒精在人体内代谢会影响尿酸的排泄,而尿酸排泄不出去也会导致痛风。所以,各位痛风患者不要喝酒。

第五类是甜食。痛风患者不仅要限制嘌呤的摄入,还要限制果糖的摄入,因为果糖在人体内代谢会产生尿酸,引起尿酸升高。所以含有大量果糖或者果葡糖浆的甜食、饮料,尽量不要食用。

最后一类是火锅。吃一顿火锅摄入的嘌呤量可能是吃一顿普通餐的10倍以上,因为你吃火锅的时候会忍不住吃动物的内脏、牛羊肉、海鲜,还可能喝酒,这些食物包含了太多嘌呤。特别是煮了很长时间的火锅汤,嘌呤含量是非常高的。

所以,痛风患者一定不要吃这样的火锅。如果你想吃火锅,就用水煮一点青菜,一定要少吃高嘌呤食物。

暴雨过后要小心这些疾病

最近郑州下了暴雨。暴雨过后，我们要预防一些疾病的发生和传播，主要要预防以下这些疾病：

第一是动物引起的传播性疾病。暴雨过后，蚊子、苍蝇、老鼠等都开始出来活动了，因此我们要小心这些疾病：登革热、流行性乙型脑炎、鼠疫、流行性出血热等。建议各位朋友在暴雨之后出行最好穿长袖上衣、长裤、雨鞋，喷洒驱蚊液；晚上睡觉的时候，一定要用蚊帐；如果不慎被动物咬伤，一定要及时去医院。

第二是粪-口途径传播的疾病，比如各种细菌或病毒引起的腹泻、甲肝、痢疾、伤寒、霍乱。暴雨过后，建议各位朋友千万不要喝井里的水，不要喝不干净的生水，喝自来水也一定要等水烧开了再喝，最好是喝桶装水。同时，不要吃生的、没有煮熟的食物，更不要吃变质的、腐烂的食物。不要随地大小便，上完厕所之后一定要记得洗手。看到腐烂的小动物的尸体，千万不要触碰。

暴雨时遇到溺水、触电的人，作为普通人，施救也要量力而行。碰到触电的人，千万不要盲目施救，一定要先切断电源；碰到溺水的人，最好用棍子或者树枝把人拉上来。如果你水性不好，就千万不要贸然下去营救。

碰到那些溺水且已经出现呼吸骤停的人，千万不要把人倒立起来控水，这是没有任何作用的，反而会耽误抢救的时间。你应该立即对他做心肺复苏。对溺水者做心肺复苏跟对普通人做心肺复苏有点不一样。抢救溺水者，应该先清理他口腔里的异物，让他的呼吸道畅通，然后给他做2～5次人工呼吸，进行30次胸外按压，再做2次人工呼吸，这样一直做下去，直到有医生来。

暴雨过后容易出现感染性腹泻

暴雨过后，饮用水、食物等容易受到污染，会导致人出现急性胃肠炎。急性胃肠炎一般是病毒感染导致的，当然也有可能是细菌或者寄生虫导致的。病毒导致的急性胃肠炎一般都是自限性疾病，如果不严重，自己在家里就可以处理。

急性胃肠炎最初表现为拉肚子，一天内腹泻超过三次，每次都是水样的大便，可能伴有血液或者脓液。如果患者的大便中有血液或者脓液，肚子又疼得特别厉害，还发热，那么患者很可能得了由细菌感染引起的急性胃肠炎。另外，一些朋友患急性胃肠炎可能会出现恶心、呕吐的症状。

出现急性胃肠炎，应该怎么办呢？

首先要补充水分，补充电解质。可以喝些运动饮料、稀释的果汁，还可以喝些肉汤。不建议大家喝浓缩果汁，因为浓缩果汁是高渗的，可能加重腹泻。也不建议大家喝牛奶，因为急性胃肠炎发作的时候可能会出现一过性乳糖酶缺乏，此时喝牛奶可能加重腹泻的症状。虽然不能喝牛奶，但可以喝酸奶。除此之外，大家可以吃做熟的土豆、面条、米饭，可以吃苏打饼干这种零食。

如果腹泻比较严重，失水比较多，那么可以买口服补液盐溶液，可以少量多次地喝。如果腹泻特别严重，比如出现了严重的肚子疼、发热、便血，那么应该尽快去医院看病。医生可能给你做一系列的检查，包括大便常规、大便培养、抽血查血常规、生化电解质。对于水分丢失较多的患者，医生可能让患者输液。

对于细菌感染导致的急性胃肠炎，医生会用一些抗生素。最常用的抗生素是喹诺酮类抗生素，名字中带"沙星"两个字的抗生素都属于喹诺酮类抗生素。医生还会使用一些胃肠道黏膜保护剂，例如蒙脱石散，叮以减少胃肠道对毒素的吸收。研究显示，蒙脱石散可以减少腹泻的次数，缩短病程。

但是，有一类药物要谨慎选择，就是抑制肠道动力的药物，例如洛哌丁胺。这些抑制肠道动力的药物，虽然可能缩短腹泻的时间，减少腹泻的次数，但是也可能导致便秘、巨结肠，导致毒素在肠道里蓄积。所以，这些抑制肠道动力的药物不适合那些严重的感染性腹泻患者，例如患有严重的痢疾、溃疡性结肠炎的人。

总而言之，一定要谨慎使用药物，要在医生的指导下用药，千万不可以自己胡乱用药。

除了使用这些药物，适当补充益生菌也是有好处的，可以调节肠道菌群。但是口服哪种益生菌，最佳剂量是多少？目前还没有定论，曾医生不好给出确切的建议。

最后切记，暴雨之后要注意个人卫生，千万不要饮用生水、冷水，尽量把水烧开后再喝；不要吃发霉、腐烂变质的食物；上完厕所之后，一定要记得洗手。希望大家都可以远离急性胃肠炎，远离腹泻。

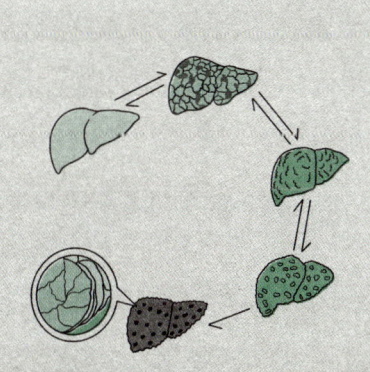

第六章
远离癌症

很多癌症在早期阶段几乎没有症状，或症状不明显，不会引起患者足够的重视。约90%的早期癌症都可以治愈。想要发现早期癌症，就要做好定期体检，在一定年龄后做好癌症筛查。

脂肪肝会不会癌变？应该怎样治疗？

脂肪肝的发展

前一段时间曾医生做了体检，做彩超后发现有轻度脂肪肝。

脂肪肝一般有一个这样的发展过程，先是单纯性脂肪肝，严重之后就会出现脂肪性肝炎，再然后就会出现肝纤维化、肝硬化，最后甚至有可能变成肝癌，所以出现脂肪肝要引起重视。脂肪肝还常常伴随一些代谢性疾病，比如高血压、糖尿病、高血脂、肥胖。通常做彩超就可以大致判断脂肪肝的严重程度是轻度、中度还是重度。

那么，想要诊断患者是得了脂肪性肝炎还是肝纤维化，应该怎么办？

最准确的办法是做肝脏的穿刺活检，明确肝脏到底有没

第六章 远离癌症

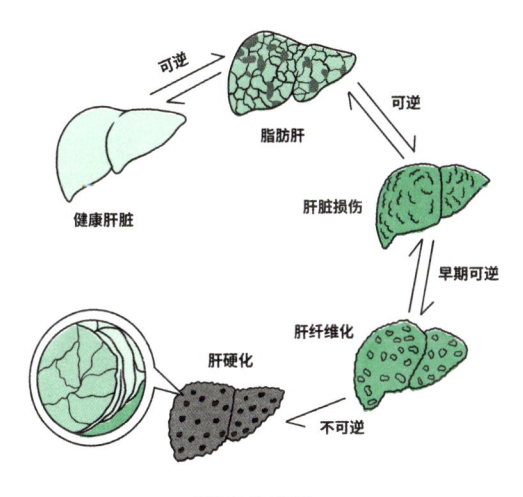

脂肪肝的发展

有炎症，有没有纤维化。其他办法包括让患者做一个无创检查，就是肝脏瞬时弹性成像，这个检查对于肝纤维化的诊断也有一定的帮助。还可以抽血查血液学指标，对于诊断肝纤维化或者肝硬化也会有一定的帮助。或者抽血查肝功能有没有异常，转氨酶有没有升高。

得了脂肪肝，应该怎么办？

如果你也和曾医生一样做了彩超，发现自己有脂肪肝，那么应该怎么办？

第一，要减肥，要控制好体重，把体重控制在正常的范围之内，各位朋友可以计算一下自己的体重指数（BMI），即体重（千克）除以身高（米）的平方得出的比值，BMI位于18.5至23.9之间属于正常体重。

第二，要改变饮食习惯。要少吃那些高脂肪、高糖的食物，多吃新鲜的蔬菜、水果、五谷杂粮等富含膳食纤维的食物。

第三，要避免吃损伤肝的东西，比如一些损伤肝的药物，包括抗生素、减肥药、感冒药、中成药。这些药物都会引起肝损伤，需要在医生的指导之下服用。千万不要乱吃药。

第四，要多进行适当的体力活动。运动是很重要的。

第五，适量喝咖啡或者喝茶。研究显示，喝咖啡或者喝茶对于脂肪肝可能产生一定的调理效果，但目前的相关证据不是很充足。

如何治疗肝脏疾病？

如果你已经出现了比较严重的肝纤维化或者脂肪性肝炎，转氨酶已经升高了，甚至还有高血压、高血脂或糖尿病，就可能要吃保肝药物。保肝药物有很多种类，你在医生的指导下选择其中一种就可以了。

吃药的时间可能会比较长，至少一年，而且吃药之后每半年要复查一下。如果复查之后你的转氨酶还是很高，没有降下来，你可能就要换另外一种保肝药物来吃。至于这些保肝药物是否能够逆转肝纤维化或者脂肪性肝炎，这方面的证据目前不是很充足，也就是说这些保肝药物不一定能逆转这样的病变。

如果你有高血压、高血糖和高血脂，那么你一定要控制好你的血压、血糖和血脂。如果你过于肥胖，体重指数超过了32.5，通过运动或者服用减肥药都瘦不下来，那么你可以考虑做减肥手术。做完减肥手术之后，你的血压、血糖、血脂的指标会明显降低，脂肪肝也会有明显的好转，甚至部分患者的糖尿病都可以被治愈——做完手术之后，血糖完全恢复正常了，患者不需要吃药了，也不需要打针了。

最后，脂肪肝患者一定不要喝酒了，因为酒精加上脂肪肝可能会让肝脏衰竭得更加厉害。实际上无论有没有肝病，最好都不要喝酒，毕竟酒精是一类致癌物。希望大家可以了解这些知识，跟曾医生一样，以后一定要抽空多多运动，把体重降下来，消灭脂肪肝。

出现这四个症状，表明你的肝脏出问题了！

很多朋友的肝病被发现时已经到了晚期，这是因为肝脏是一个"哑巴器官"，在很多肝脏疾病出现的早期，我们并不会出现明显的不舒服。但是，出现以下这几种情况后，你一定要去医院检查一下，因为这几种情况很可能是你的肝脏发出来的求救信号。

第一种情况，肝病面容。一些慢性肝炎和肝硬化患者会出现一种特殊的面容，具体表现为面部晦暗，没有光泽，还可能伴有色素沉着。

第二种情况，全身皮肤和巩膜黄染，即黄疸。其中以巩膜这个地方最为明显。大家可以照照镜子，我们眼睛的巩膜本来应该是白白的，但是黄疸患者的巩膜变黄了。肝脏是代谢胆红素的主要器官，将经过处理的胆红素通过胆道排到肠道里面。如果肝脏或者胆道系统出问题了，就会导致血液当中的胆红素升高，继而出现皮肤和巩膜黄染。黄疸可见于急性肝炎、溶血、胆总管结石、胰腺癌等疾病。如果出现了黄疸，就需要去医院进一步检查。

第三种情况，皮肤上出现蜘蛛痣。蜘蛛痣好发于颜面部、颈部和上胸部，是皮肤的小动脉末端分支扩张形成的血管痣，其中间有一个小点，然后向四周发散，像蜘蛛一样。如果你用棉签按住蜘蛛痣中间的这个小点，扩张的这些小血管就会消失。

蜘蛛痣是怎么形成的呢？在肝脏出问题之后，身体对雌激素的代谢出现了问题，导致雌激素不能够及时被灭活，体内残留的雌激素可能导致皮肤的毛细血管扩张，形成蜘蛛痣。但并不是只要出现蜘蛛痣就说明肝脏有问题，部分小孩、妇女，特别是怀孕的妇女也可能出现蜘蛛痣，这些人身上出现蜘蛛痣很可能就是一种正常的生理现象。

最后一种情况，出现肝掌。肝掌就是手掌大鱼际和小鱼际处的皮肤发红充血，按压之后颜色会变淡。肝掌形成的原因和蜘蛛痣形成的原因是一样的，所以出现了肝掌可能说明你的肝脏有问题。

小部分正常人也有肝掌。如果你长期大量饮酒，经常吃发霉的食物，既往有肝炎的病史，或者家族有肝癌病史，那么你就需要定期体检，检查你的肝脏。如果你出现了一个或者多个上述症状，那么你更应该去医院的相关科室检查一下。

想在早期发现肝癌，请记住做这两个检查!

我在急诊经常会看到一些非常令人惋惜的病例。

有一个老太太，她右上腹痛出现间歇性疼痛长达两个月，最近疼痛加重，来医院看病。我给她做了平扫CT检查，发现她的肝脏上面有一个低密度灶，大概有7厘米×5厘米，疑似肿瘤。

为了进一步诊断，我们给她做了增强CT检查。增强CT显示，这个低密度灶很像肿瘤，而且病灶还不止一个，其中一个大的低密度灶大概有7厘米×5厘米，旁边还有几个小的卫星灶。我们请肝胆外科的医生来会诊，发现她这个情况已经做不了手术了，只能够考虑做介入、化疗或靶向治疗这样的辅助治疗。唉，真的是非常可惜!

实际上，这个老太太以前每年都做体检，前年还做过腹部CT检查，没有发现问题，但她去年因为疫情没有去医院做体检，就因为这一年没有做体检，耽误了病情！

肝癌细胞的生长速度是比较快的，因此想要筛查肝癌，请记住以下两个检查手段。

一个是抽血查甲胎蛋白（AFP），甲胎蛋白是肝癌比较具有特异性的肿瘤标志物。另外一个就是做肝脏彩超。肝脏彩超是没有辐射的，可以反复做，很安全，很方便，也很便宜。

如果你有乙肝、丙肝等肝炎家族史，或者你本人有肝硬化、酒精性肝病、脂肪肝等肝脏疾病，那么曾医生建议你从35岁左右开始，每半年查一次肝脏彩超和甲胎蛋白。对肝癌的筛查在时间上不同于其他的癌症，医生大多建议一年做一次筛查，就是因为肝癌细胞的生长速度比较快。

肝癌在早期也是没有任何症状的，像这位老太太出现肚子疼，往往已经发展到中晚期了，因为肿瘤侵犯了肝脏的包膜，才感到疼痛。肝脏里面的神经纤维是非常不敏感的，也就是说如果肿块长在肝脏里面，那么它要长得很大才会让人感到不舒服；它很小的时候，人根本不会产生任何症状。所以，大家不做体检是发现不了早期肝癌的。

这样做，脂肪肝和高尿酸血症都好了

跟大家分享一个好消息：没有吃药，我的脂肪肝和高尿酸血症都好了。

去年我体检的时候，发现有轻度脂肪肝、高尿酸血症，尿酸值566微摩/升。今年复查B超，发现脂肪肝没有了，尿酸值也正常了，现在是400微摩/升。其实，我只做了一件事情，那就是减肥。

脂肪肝和肥胖有非常明确的关系，肥胖不仅意味着身体堆积了更多脂肪，还意味着内脏堆积了更多脂肪，而肝脏是脂肪代谢最重要的器官，多余的脂肪会存在肝脏里面，进而导致脂肪肝。我身高1.75米，去年最胖的时候体重大概是160斤，现在我只有130斤，也就是整整瘦了30斤。虽然身高1.75米、体重160斤还没有达到肥胖的诊断标准，但是我已经超重了。而且，我发现我是向心性肥胖，就是胖的时候肚子比较大，四肢不怎么胖，肉都堆积在腹部了，这种肥胖是更加危险的。

另外一个问题是：高尿酸血症跟肥胖有没有关系呢？两者也是有关系的。我不喝酒，也不经常吃海鲜或者动物内脏，也不天天吃火锅，没有吃高嘌呤食物，为什么尿酸还会高呢？肥胖和高尿酸血症的关系比较复杂，简单来讲，肥胖意味着你体内的代谢废物增多，产生的尿酸也会增多，导致你体内的尿酸水平偏高。

各位朋友，如果你也跟我一样超重，或者你超过了肥胖的诊断标准，又有脂肪肝、高尿酸血症，那么赶紧减肥吧！减肥没有捷径，掌握一个原则：少吃多运动，肯定会瘦。减肥除了控制饮食，还有一点也很重要，就是多喝水。我发现我喝水喝得多了，排尿就多了，排出去的尿酸也就多了。看完这篇文章后，如果你也想减肥，那么不如给自己列个计划，管住嘴、迈开腿，瘦下来。

检查一下你的卵巢储备功能，卵巢早衰早知道

不知道我的读者里有没有30岁左右的女性，尤其是还没有结婚或者还没有生小孩，以后想要生小孩的女性读者，建议你去医院查一项激素，叫作抗米勒管激素，也叫AMH。

AMH是由小卵泡分泌的，可用于判断你的卵巢储备功能，判断卵细胞的数量，甚至预测你的绝经年龄。AMH数值偏低是很危险的，提示你的卵巢储备功能不足，可能出现卵巢功能早衰，以后怀孕的概率会降低，甚至怀不上孩子。

除此之外，判断卵巢储备功能的检查还有很多，例如抽血查血清卵泡刺激素（FSH）、雌激素，但是这些检查都没有查AMH简单。抽血查雌激素或者FSH，其结果会受到月经周期的影响，而AMH不受月经周期的影响，所以你什么时候去查都可以，AMH数值是很准确的。

如果你想判断你会不会出现卵巢功能早衰，预测一下你

的绝经年龄，就可以做这项激素检查。

　　建议女性朋友都去查一下，如果AMH数值偏低，你又想要小孩，那么你要抓紧时间怀孕了。如果暂时不想要小孩，那么你可以采取一些措施。不要等到三十五六岁了再来查，那时候可能已经来不及了。

没想到吧？
其实男女都应该打宫颈癌疫苗

谈起肿瘤，尤其是癌症，大家都觉得很可怕。如果打疫苗可以预防癌症，那么你会不会打呢？我告诉各位朋友，现在有预防癌症的疫苗，但是适龄儿童的接种率不足1%，这个疫苗就是宫颈癌疫苗，也叫HPV疫苗。

HPV疫苗针对的是什么病毒？

HPV疫苗针对的是人乳头状瘤病毒（human papilloma virus，简称HPV）。人乳头状瘤病毒是一大类病毒，有200多种亚型，不同的亚型可以引起不同的疾病。

有的HPV病毒可以引起宫颈癌，有的可以引起尖锐湿疣，有的可以引起肛门癌，有的可以引起阴茎癌。99%以上的宫颈癌与持续感染HPV病毒有关，所以如果能够预防HPV

病毒感染，就可以有效地预防宫颈癌。

目前有三种专门针对HPV病毒的疫苗，分别是二价、四价、九价疫苗。二价疫苗可以预防2种HPV病毒，分别是16型和18型；四价疫苗可以预防4种HPV病毒；九价疫苗可以预防9种HPV病毒。

不同价数的HPV疫苗预防宫颈癌的效果是不一样的，二价疫苗只能预防宫颈癌，预防率是70%左右。四价疫苗除了可以预防70%左右的宫颈癌，还可以预防90%左右的尖锐湿疣。尖锐湿疣是一种性传播疾病，典型表现是出现菜花状的皮损。九价疫苗的效果最好，可以预防90%左右的宫颈癌、尖锐湿疣、肛门癌、阴茎癌等。

HPV疫苗的接种时间

越早接种HPV疫苗，效果越好，因为引发宫颈癌和尖锐湿疣的HPV病毒主要通过性接触传播，所以在有性生活之前接种疫苗，效果最好。

世界卫生组织建议，9～14岁是最佳的接种时间，我们国家卫健委建议的接种时间是13～15岁。曾医生想问一下各位朋友，你家里13～15岁的小女孩接种HPV疫苗了吗？想必很多家长都没有让小孩接种这个疫苗,所以适龄儿童的接种率不足1%。

很多成年女性想接种HPV疫苗,而且很多人非接种九价疫苗不可。确实,九价疫苗的效果最好,但是九价疫苗非常紧缺,我们国家规定26岁以前才可以接种九价疫苗,超过26岁就不行了。

所以,各位朋友不要盲目地等待,去专门接种疫苗的地方问一问,有什么疫苗就接种什么疫苗,越早接种,效果越好。二价疫苗和四价疫苗的供应量相对充足,价格也比九价疫苗便宜,而二价疫苗比四价疫苗便宜,所以从性价比来说,二价疫苗的性价比最高。

提醒各位朋友,HPV疫苗只有预防的效果,并没有治疗的效果,所以已经感染了某一个亚型HPV病毒的患者再接种这个疫苗,是没有治疗效果的,但是疫苗可以预防其他亚型的病毒。

建议男性也接种HPV疫苗

女孩们,你们就知足吧,无论如何你们起码可以打上HPV疫苗。男性在中国内地是没有办法接种HPV疫苗的,因

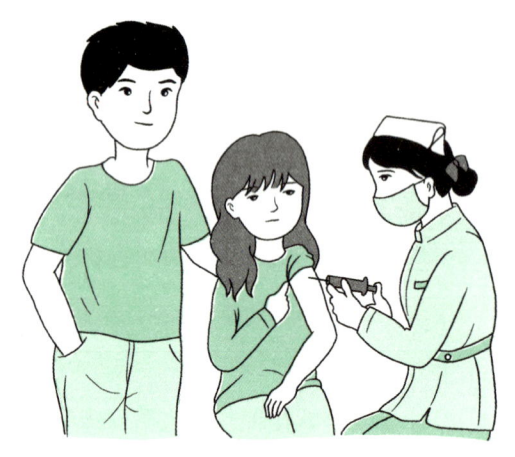

建议男性也接种HPV疫苗

为中国内地还没有批准男性接种HPV疫苗。

实际上，男性也应该接种HPV疫苗。为什么男性要接种呢？因为HPV病毒不仅可以导致宫颈癌，还可以导致尖锐湿疣、肛门癌。而且有数据显示，部分女性感染的HPV病毒其实是通过男性传染的。

从统计学的角度来讲，男性出去鬼混乱来，拥有多个性伴侣的概率是远远大于女性的。部分男性喜欢男性，在男男性行为中不采取保护措施，也可能造成一方感染HPV病毒，导致肛门、生殖器出现尖锐湿疣，甚至发展成肛门癌。

所以，成年男女、儿童都应该接种HPV疫苗，只是目前能够生产HPV疫苗的厂家不多，其产能严重不足。现在只能一步步来，先让女性接种HPV疫苗，所以女孩们不要犹豫，赶紧去接种，能约到什么疫苗就打什么疫苗，不要再等九价疫苗了，等着等着你就超龄了。

显然，我们国家也发现了这个问题，已经研制出了国产的HPV疫苗，而且我们国家的一些发达地区已经开始免费给儿童接种HPV疫苗了。希望我们的下一代都可以适时接种HPV疫苗，如果国家到时候批准男孩接种HPV疫苗，那么我一定立刻给我儿子报名。

在文章的最后，曾医生做了一张表格，把三种疫苗的特点总结了一下。

HPV疫苗	二价	四价	九价
可预防的HPV亚型	16、18	6、11、16、18	6、11、16、18、31、33、45、52、58
接种人群	9～45岁女性	9～45岁女性	16～26岁女性
三针接种时间	0、1、6月	0、2、6月	0、2、6月
预防效果	预防70%左右的宫颈癌	预防70%左右的宫颈癌和90%左右的尖锐湿疣	预防90%左右的宫颈癌、尖锐湿疣，以及外阴癌、阴道癌、肛门癌、阴茎癌
三针疫苗价格	国产疫苗900元，进口疫苗约1800元	约2400元	约3900元

儿童易患白血病，父母要警惕！

作为医生，我们对儿童的特殊关爱就是好好做医学科普，让家长都树立健康意识。今天曾医生要提醒各位家长警惕孩子得一种疾病——白血病。

最近有同事的小孩因为得了这种病要做骨髓移植，要花费好几十万元。

研究显示，在儿童中，白血病的发病率一直在上升。另外一些研究发现，儿童住在新装修的房子里，白血病的发病率会显著升高。为什么住新装修的房子会导致白血病的发病率升高？因为新装修的房子中可能会有一些挥发性气体，比如甲醛、苯、氡、氨，这些气体会对小孩子造成危害，引起白血病。

所以，关于装修房子，曾医生给大家以下几点建议。

第一点，家里有小孩子的话，最好不要重新装修房子。

第二点，如果需要装修房子，那么最好选择一些大品牌的装修材料，符合国家标准的装修材料，不要装修得特别豪华，要越简单越好。

第三点，房子装修好之后，最好开窗通风，半年以后再住进去。

第四点，女性朋友入住新装修的房子，最好一年之后再怀孕。因为新装修的房子里可能残留一些有害气体，一年之内怀孕，可能会对孩子造成一些潜在的危害。

第五点，有条件的话，在入住之前可以请有资质的机构对房屋进行全面的检测，待检测结果达到安全标准之后再入住，这样会更加安全。

希望大家可以了解这些知识，远离白血病，希望孩子们都可以健健康康地成长。

长期抽烟，可能同时得两种癌症

今天曾医生值班，接到了呼吸科同事的一个会诊通知，他们收治了一例肺癌患者。他们要明确这例肺癌患者的临床分期，就用正电子发射计算机体层显像仪（PET/CT）给患者做了检查。PET/CT检查的结果显示，患者的结肠有个地方的代谢增高，怀疑结肠上也长了肿瘤。所以，他们又给患者做了一次肠镜检查，发现肠道里面确实有一个肿瘤，最后病理结果证实患者结肠上出现的问题是肠癌。所以，这个患者非常不幸，同时得了肠癌和肺癌。而且根据病理情况来看，似乎都是原发性肿瘤，也就是说他肺部的肿瘤并不是肠癌转移过去的，而是他同时得了肺癌和肠癌。

这种同时得两种癌症的情况是很少见的，一般来说这种情况会与基因有关，或者是受明显的环境因素的影响的。我详细问了一下患者的病史，他没有癌症家族史，也就是说他家里面没有得肿瘤的人，所以遗传因素导致癌症的可能性

第六章　远离癌症

不大。

　　除了遗传因素之外，还有哪些因素可能导致他同时得两种癌症？我们发现这个患者有一个非常不好的习惯，那就是长期大量地吸烟，每天抽两包，抽了四五十年。吸烟不仅会增加肺癌的发病风险，还可能增加喉癌、口腔癌、膀胱癌、肾癌、结直肠癌等多种癌症的发病风险。所以，各位朋友应该尽早戒烟！这烟啊，不能抽，有百害而无一利。

　　还有一个问题曾医生要提示大家，早期肠癌是不会给人带来任何不舒服的。这位患者没有任何不舒服的感觉：他没有肚子疼，没有便血，没有大便习惯的改变，没有拉稀，没有便秘，也没有大便发黑的情况。如果不是做PET/CT检查并发现了肠道的问题，那么他可能也不会去做肠镜检查，这也意味着肠癌将静悄悄地在他的肠道里面生长。

　　癌症一开始的时候都是静悄悄的，早期的肿瘤没有任何临床表现，所以想要发现早期癌症，一定要定期体检。针对肠癌，做肠镜是最准确的检查手段。建议大家从40岁左右开始做肠镜检查，即使你没有任何身体上的不舒服，也应该把做肠镜作为一个常规的定期体检项目。

　　做了一次肠镜检查，如果没有发现问题，那意味着这次检查结果的有效期可以持续5～10年。如果你实在不想做肠镜，觉得做肠镜比较痛苦，那么你可以化验大便，比如做粪便隐血试验或者粪便DNA检测。

粪便DNA检测是比较准确的，可以发现大于1厘米的息肉。如果粪便DNA检测的结果没有问题，那么你暂时可以不用做肠镜，每1～3年做一次粪便DNA检测就可以了。希望大家可以了解这些知识。

打响"保胃战",远离胃癌!

最近在网上看到一条非常不幸的消息,中国香港演员廖启智因患胃癌去世了。他从2020年12月因为胃胀去医院看病,确诊胃癌,到2021年3月28日去世,只有短短的三四个月时间。

很多朋友会问:廖启智的病情为什么发展得这么快?作为一名专业的胃肠外科医生,我一点都不感到奇怪,因为早期的胃癌患者是没有任何症状的。各位朋友请牢记,胃癌患者早期是不疼不痒的,没有任何症状,等出现胃疼、胃胀、恶心、呕吐、吃不下东西、体重减轻、拉黑色的大便时,患者的胃癌往往都已经发展到中晚期了。

中晚期胃癌的治疗效果是非常差的,因为胃癌的恶性程度比较高,高于结直肠癌、乳腺癌这些常见的癌症。

因此,如果你属于胃癌的高危人群,就一定要定期做体检,只有做胃镜才能够发现早期胃癌。那么,哪些人属于胃

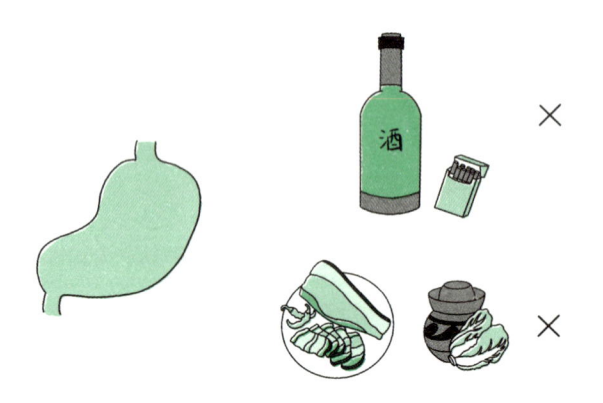

癌的高危人群呢？

第一，来自胃癌高发地区的人。

第二，幽门螺杆菌的感染者。感染了幽门螺杆菌，且不做治疗的人中，有1%最终会发展成胃癌。

第三，既往患有慢性萎缩性胃炎、胃溃疡、胃息肉的人，还有做过胃部手术而留下残胃的人。肥厚性胃炎、恶性贫血等疾病是癌前病变，因此患这些疾病的人也是胃癌的高危人群。

第四，胃癌患者的一级亲属（父母、兄弟姐妹）。假如你的父母得过胃癌，那么你得胃癌的概率是显著增加的。

第五，有不良生活和饮食习惯的人。比如高盐饮食，长期大量地吃腌制食物，如咸菜、泡菜、咸鱼、腊肉。吸烟、酗酒的人，也是高危人群。

《胃癌诊疗规范（2018年版）》建议以上这些人群从40岁左右开始做胃镜检查，即使你没有任何不舒服。根据第一次做胃镜的结果，来决定你以后做胃镜的频率。

如果没有发现问题，那么可以每两三年做一次胃镜；如果发现了问题，那么需要及时处理，或者在短时间之内密切复查。希望大家一定要重视相关的知识，保护好自己的胃，远离胃癌。

三天不放屁，一查居然是晚期肠癌！

前两天曾医生在急诊看到一个病例，感到非常惋惜，跟大家分享一下，希望大家以后不要犯同样的错误。

这个病例是一位老太太，她半年前出现左下腹疼痛的症状，去医院做了CT检查。CT显示肠管有增厚现象，疑似肿瘤，建议做肠镜检查。但是，老人和她的家属认为做肠镜太痛苦了，不想做，就没有进一步检查。

这半年以来，她的左下腹偶尔还是会出现隐痛的情况，但并没有引起她的重视。直到她已经三天不大便、不放屁了，她才来医院看病。此时医生在她的左下腹已经可以摸到一个很大的肿块，CT显示肿块是肠癌，肠癌往肠管里面生长，把肠管堵死了，因此屁都放不出来了。这就已经是发展到中晚期的肠癌了，很严重，如果不能得到及时处理，肿瘤可能越长越大，甚至有造成肠管破裂的风险，这就会危及生命。

　　曾医生要告诫各位朋友，定期做体检，在早期发现肠癌才能够取得好的治疗效果。不要像这位老太太一样，做CT检查已经发现肠管增厚了，却不做进一步的检查。实际上，做CT也很难发现早期肠癌，但如果CT发现肠管增厚，就需要进一步做肠镜检查，如果是肠癌，往往意味着这已经不是早期的肠癌了。患者没有充分重视，没做肠镜检查，又拖了半年，但这半年时间内肿瘤长得更大了，居然能在左下腹摸到肿块。按道理来说，在肚子上能够摸到肿块的肠癌是比较少见的，因此也说明这个肿瘤已经长得很大了，已经很严重了。更严重的是，肿瘤堵住了肠管，形成了肠梗阻。

　　所以，各位朋友一定要吸取教训，在体检发现异常后，一定要重视起来，对于是否做进一步的检查尽量听取医生的建议，千万不要耽误了。发现肠癌的最佳手段是做肠镜，因此建议40岁以上的朋友，就算身体没有任何问题，也应该考虑做一次肠镜检查，看看肠子里有没有息肉或者其他问题。从肠息肉发展到肠癌的这段时间是很长的，至少是5～15年的时间。在这漫长的时间里面，只要做一次肠镜，就能发现早期的息肉，及早切掉息肉就能有效预防癌变了。

女性防癌体检应该这样做，准确又省钱

今天曾医生来讲一讲女性防癌体检应该做哪些项目、怎样做，让你少走弯路，少花钱，避免一些不必要的检查。

第一，乳腺癌。乳腺癌是女性所患的恶性肿瘤中发病率排在第一位的恶性肿瘤。乳腺癌应该怎么筛查呢？对一般人来说，应该从40岁左右开始筛查，推荐每两年做一次乳腺X射线摄影（俗称钼靶摄影），每年做一次彩超，一直筛查到70岁。70岁以后，如果你估计自己还能活10年以上，那么你还可以每年接着做筛查。如果你具有乳腺癌的相关高危因素，比如乳腺癌家族史（家族里有多人患过乳腺癌或者卵巢癌之类的癌症），那么你要听医生的话，可能要将筛查的年龄提前。

第二，肺癌。肺癌的发病率在女性所患的癌症里排在第二位。对于肺癌的筛查，《中国肺癌低剂量螺旋CT筛

查指南（2018年版）》建议，筛查的年龄是50～74岁。先做一次肺部低剂量螺旋CT检查，一定要记住是低剂量螺旋CT，因为这个CT比普通CT的辐射剂量更低，更安全一些。实际上，因为肺癌的发病率越来越高，所以很多胸外科医生建议从40岁左右开始就可以考虑做一次肺部低剂量螺旋CT检查，看看有没有问题，再决定之后复查的频率。

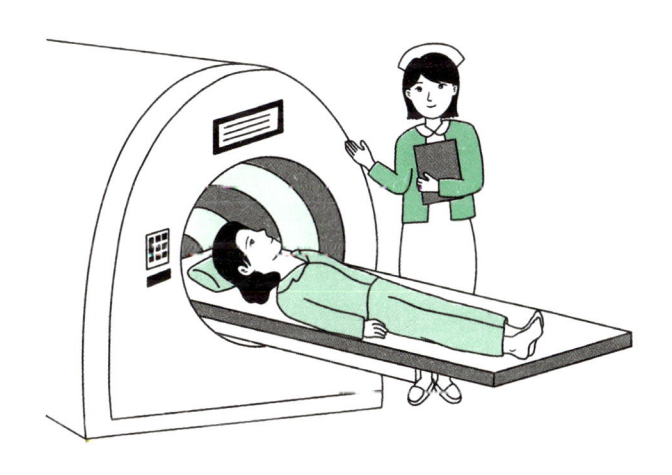

第三，结直肠癌。对普通人来说，结直肠癌的筛查一般也是从40岁左右开始做，一直做到74岁。筛查的方式首选做肠镜。做一次肠镜，如果肠镜显示没有问题，那么以后可以每5～10年再做一次肠镜，因为肠息肉发展到肠癌的时间非常漫长。如果觉得做肠镜很不舒服，不想做肠镜，那么你可以每年做一次粪便隐血试验或者粪便DNA检测。这两种筛查方法也是《中国结直肠癌癌前病变和癌前状态处理策略专家共识》推荐的，非常简单，只要留取一点大便即可。如果这两个检查发现了问题，你就需要做肠镜检查来进一步诊断。

第四，甲状腺癌。虽然甲状腺癌高发，但是很可惜国内目前没有明确的筛查甲状腺癌的指南。在美国，医生也不建议对甲状腺癌进行筛查，他们发现虽然筛查可以发现很多早期的甲状腺癌，但这么多年来，甲状腺癌患者的生存率并没有得到提高。也就是说，虽然你把早期的甲状腺癌患者筛查出来了，但甲状腺癌可能发展得非常缓慢，可能几年、几十年都没有明显的变化。即使你做手术把早期甲状腺癌组织切掉，甲状腺癌患者的生存率也没有明显提高。也就是说，早期切除甲状腺癌组织并不能明显提高生存率，早期发现的意义不大。所以对于没有症状的非甲状腺癌高危人群，美国医学界不建议做甲状腺癌的筛查。如果你想检查，每年做一次甲状腺彩超就可以了。

如果你出现了以下症状，比如脖子肿大，脖子上出现会

第六章　远离癌症

随着吞咽而活动的肿物，以及声音嘶哑、喉咙不舒服、颈前区不适、两侧颈部不对称，就要去医院做检查。主要的检查就是做甲状腺彩超，甲状腺彩超的诊断价值非常高，准确率很高。

第五，胃癌。我们国家是胃癌高发国家，所以建议大家从40岁左右开始做胃镜检查。如果做胃镜检查没有发现问题，那么你下一次做胃镜检查的时间间隔可以适当地拉长，比如每2~3年做一次；如果做胃镜检查发现有问题，那么短时间内你可能就要复查了。

第六，宫颈癌。宫颈癌是女性中常见的癌症，它的筛查方法在《2020美国癌症协会ACS宫颈癌筛查指南》中已经有了很明确的说明：25岁以下的女性是不建议做筛查的；25~65岁的女性建议每5年做一次HPV病毒筛查（首选），或者每5年做一次宫颈细胞学检查和HPV病毒的检测，如果不想做HPV病毒的检测，那么每3年做一次细胞学的检查也可以；65岁以上的女性，如果前面的筛查结果都是阴性，且没有高危因素，那么可以不做筛查了。

第七，肝癌。我们国家也是肝癌高发国家，因为我们国家的乙肝、丙肝等慢性肝炎患者比较多。对于肝癌，建议大家从40岁左右开始筛查，主要看这两项筛查手段：

一个是抽血查甲胎蛋白；另外一个是做肝脏彩超，建议每半年查一次。这两个检查都要做。如果你有慢性乙肝、丙肝，或者酒精性肝炎、肝硬化，就要定期监测你的肝功能、乙肝DNA定量，这两项也是非常重要的。

第八，食管癌。食管癌也是我们国家高发的癌症，建议大家从40岁左右开始做筛查，筛查到75岁。食管癌的筛查方法和胃癌的筛查方法是一样的，首选也是做胃镜，因为做胃镜不仅可以看到胃，还可以看到食管，这个筛查方法是非常好的。同样，可以根据第一次筛查的结果来决定以后复查的频率。

第九，子宫内膜癌。子宫内膜癌也是女性中比较常见的一种恶性肿瘤。同样很可惜的是，对于子宫内膜癌，我们国家还没有建立非常明确的筛查指南，但是我看到一个草稿。子宫内膜癌的高危人群是45岁及以上，同时有肥胖、糖尿病、高血压、不孕等疾病，长期使用激素治疗，或者有卵巢癌、乳腺癌家族史的人。建议这些人做子宫内膜癌的筛查，每年做一次。最推荐的方法是刮宫和细胞学检查，即从子宫内膜上取一些细胞，拿去化验，看看有没有问题。同时，女性还可以每年做一次阴式彩超，阴式彩超也有一定的提示作用。

以上就是女性中常见的9种恶性肿瘤及相关筛查方法，希望我讲明白了，大家也听清楚了，可以按照以上的说明做筛查，在体检时少走弯路，少花钱。

男性防癌体检这样做

上一篇讲了女性防癌体检,其中讲的肺癌、结直肠癌、甲状腺癌、胃癌、肝癌、食管癌的筛查方法是男女都适用的,男性照着"抄作业"就可以了。下面再介绍其他几个男性相对高发的肿瘤:

第一,前列腺癌。建议以下人群筛查前列腺癌,预期寿命10年以上且符合以下条件之一:年龄在60~74岁;年龄≥45岁,且有前列腺癌家族史;年龄≥40岁,且携带BRCA2基因突变。

筛查方式为抽血查前列腺特异性抗原(PSA),如果PSA≤4.0纳克/毫升,那么每两年检查一次PSA即可;如果PSA>4.0纳克/毫升,有可能是前列腺癌,就需要找医生进一步检查。

第二,胰腺癌。建议40岁以上,特别是50岁以上,同时包含以下任意一项因素的人:有胰腺癌家族史、糖尿病史;

长期吸烟、饮酒、高脂肪和高蛋白饮食史；无明显诱因的中上腹饱胀不适、腹痛，出现食欲不振、乏力、腹泻、消瘦或腰背部酸痛等症状；慢性胰腺炎反复发作，尤其是合并胰管结石的慢性胰腺炎；主胰管型黏液乳头状瘤、黏液性囊腺瘤，胰腺实性假乳头状瘤患者，出现血清CA19-9升高；无家族遗传史，突发糖尿病。

上述人群，尤其是有家族史者和已出现胰腺病变者每年要做一次CT或MR检查。

第三，白血病。白血病的高危人群包括：白血病家族史者；血液疾病患者；有苯及含苯的有机溶剂接触史的人；有X射线、γ射线等电离辐射环境接触史的人；自身免疫功能异常者；有吸烟、酗酒、不规律作息等不良生活习惯的人；无诱因慢性出血（如皮肤瘀斑、鼻出血、牙龈出血）倾向者；全身乏力、疲倦，并伴有骨关节疼痛者。

筛查建议：高危人群需每年做一次临床体检。临床体检包括以下项目：（1）外科体检：浅表淋巴结触诊和肝脏脾脏触诊；（2）B超检查，检查是否存在浅表淋巴结、肝脏脾脏和腹腔淋巴结；（3）血常规。

第四，膀胱癌。膀胱癌的高危人群包括长期吸烟者；膀胱癌家族史者；油漆、染料、金属或石油产品等职业接触史者；接受过盆腔部位放射治疗者；曾使用环磷酰胺或异环磷酰胺等抗癌药物者；反复发作的急性或慢性膀胱感染者，包括血吸虫引起的膀胱感染者。

筛查建议：一般风险人群从60岁开始，每年做一次尿常规检查；高危人群自50岁开始，每年做一次尿常规，以及尿液肿瘤标志物如尿核基质蛋白22（NMP22）检查。

参考文献

[1]吕新，陈丽华，李晓琳，等.鲜切西瓜隔夜冷藏后的食用安全性评价[J].福建农业学报，2018，33(8)：865-869.

[2]王静杰，钟强，董春晖，等.海参多糖生物学活性及其作用机制研究进展[J].食品科学，2021，42(23)：370-380.

[3]国家癌症中心中国结直肠癌筛查与早诊早治指南制定专家组.中国结直肠癌筛查与早诊早治指南（2020，北京）[J].中华肿瘤杂志，2021，43(1)：16-38.

[4]王维义，许帅强，何宏燕，等.欧米伽-3对保护心血管的作用[J].健康大视野，2019(19)：266.

[5]XIE Z B,SUN Y N,YE Y Q,et al.Randomized controlled trial for time-restricted eating in healthy volunteers without obesity[J]. Nat Commun,2022, 13(1): 1003.https://www.nature.com/articles/s41467-022-28662-5.

[6]CABO R D, MATTSON M P.Effects of Intermittent Fasting on Health, Aging, and Disease[J].New England Journal of Medici-

ne,2019,381(26):2541-2551.

[7]边平达,寿张轩,王珏,等.老年女性晒太阳与其血清25-羟基维生素D关系的调查[J].中国骨质疏松杂志,2017,23(3):307-309.

[8]NEAL B,WU Y F,FENG X X,et al.Effect of Salt Substitution on Cardiovascular Events and Death[J].New England Journal of Medicine,2021,385(12):1067-1077.

[9]杨丽丽,席波.中国成年居民2000—2015年膳食钠、钾摄入量变化趋势分析[J].中国公共卫生,2017,33(8):1249-1253.

[10]徐传快,王振海,别毅兵.烟草密码[M].北京:中国发展出版社,2015:446-449.

[11]CAPORALE A,LANGHAM M C,GUO W S,et al.Acute Effects of Electronic Cigarette Aerosol Inhalation on Vascular Function Detected at Quantitative MRI[J].Radiology.2019,293(1):97-106.

[12]盖洛普.低GI饮食法[M].谢迟,译.南京:江苏凤凰科学技术出版社,2020:209.

[13]DAGHLAS I,DASHTI H S,LANE J,et al.Sleep Duration and Myocardial Infarction[J].Journal of the American College of Cardiology,2019,74(10):1304-1314.

[14]SVENSSON T,SAITO E,SVENSSON A K,et al.Association of Sleep Duration With All-and Major-Cause Mortality Among Adults in Japan,China,Singapore,and Korea[J].JAMA Netw Open,

2021,4(9):e2122837.

[15]SHAHRAM N,REED A B,DILLON O B,et al.Accelerometer-derived sleep onset timing and cardiovascular disease incidence:a UK Biobank cohort study[J].European Heart Journal-Digital Health,2021,2(4): 658-666.

[16]GBD 2016 ALCOHOL COLLABORATORS.Alcohol use and burden for 195 countries and territories,1990-2016:a systematic analysis for the Global Burden of Disease Study 2016[J].Lancet,2018,392(10152):1015-1035.

[17]WILLIAM D J.The Moderate Alcohol and Cardiovascular Health Trial:Public health advocates should support good science, not undermine it[J].European Journal of Preventive Cardiology, 2020(15):15.

[18]中华医学会消化病学分会. 2020年中国胃食管反流病专家共识[J].中华消化杂志，2020，40(10)：649-663.

[19]国家消化系疾病临床医学研究中心（上海），国家消化道早癌防治中心联盟，中华医学会消化病学分会幽门螺杆菌和消化性溃疡学组，等.中国居民家庭幽门螺杆菌感染的防控和管理专家共识（2021年）[J].中华消化杂志，2021，41(4)：221-229.

[20]LIU R ,HAN C ,WU D,et al.Prevalence of Hyperuricemia and Gout in Mainland China from 2000 to 2014:A Systematic Review and

Meta-Analysis[J].Biomed Research International,2015, 2015:1-12.

[21]FONTHAM ETH,WOLF AMD,CHURCH TR,et al. Cervical cancer screening for individuals at average risk:2020 guideline update from the American Cancer Society[J].CA:Cancer J Clin,2020,70(5):321-346.

© 中南博集天卷文化传媒有限公司。本书版权受法律保护。未经权利人许可，任何人不得以任何方式使用本书包括正文、插图、封面、版式等任何部分内容，违者将受到法律制裁。

图书在版编目（CIP）数据

曾医生让你早知道.2 / 普外科曾医生著.—长沙：湖南科学技术出版社，2022.6
ISBN 978-7-5710-1566-4

Ⅰ.①曾… Ⅱ.①普… Ⅲ.①健康教育—普及读物 Ⅳ.①R193-49

中国版本图书馆 CIP 数据核字（2022）第 077725 号

上架建议：畅销・健康科普

ZENG YISHENG RANG NI ZAO ZHIDAO.2
曾医生让你早知道.2

著　　者：普外科曾医生
出 版 人：潘晓山
责任编辑：刘　竞
监　　制：于向勇
策划编辑：刘洁丽
文案编辑：刘　盼　郑　荃
营销编辑：段海洋　时宇飞　张艾茵　宋静雯
封面设计：蒋宏工作室
插画设计：王思思
版式设计：李　洁
内文排版：麦莫瑞
出　　版：湖南科学技术出版社
　　　　　（湖南省长沙市芙蓉中路 416 号　邮编：410008）
网　　址：www.hnstp.com
印　　刷：三河市天润建兴印务有限公司
经　　销：新华书店
开　　本：875 mm × 1230 mm　1/32
字　　数：162 千字
印　　张：9
版　　次：2022 年 6 月第 1 版
印　　次：2022 年 6 月第 1 次印刷
书　　号：ISBN 978-7-5710-1566-4
定　　价：65.00 元

若有质量问题，请致电质量监督电话：010-59096394
团购电话：010-59320018